急性肘关节创伤：
骨折和脱位

主　编

［德］彼得·比贝尔塞勒（Peter Biberthaler）

［德］塞巴斯蒂安·西本利斯特（Sebastian Siebenlist）

［加］詹姆斯·沃德尔（James Waddell）

主　译　查晔军

主　审　蒋协远　公茂琪

北京科学技术出版社

First published in English under the title
Acute Elbow Trauma: Fractures and Dislocation Injuries
edited by Peter Biberthaler, Sebastian Siebenlist and James P. Waddell
Copyright © Springer Nature Switzerland AG, 2019
This edition has been translated and published under licence from Springer Nature Switzerland AG.

著作权合同登记号　图字：01-2022-2430

图书在版编目（CIP）数据

急性肘关节创伤：骨折和脱位 /（德）彼得·比贝尔塞勒 (Peter Biberthaler)，（德）塞巴斯德安·西本利斯特 (Sebastian Siebenlist)，（加）詹姆斯·沃德尔 (James Waddell) 主编；查晔军主译 . -- 北京：北京科学技术出版社，2022.8

书名原文：Acute Elbow Trauma: Fractures and Dislocation Injuries

ISBN 978-7-5714-2192-2

Ⅰ . ①急… Ⅱ . ①彼… ②塞… ③詹… ④查… Ⅲ . ①肘关节 – 关节损伤 – 诊疗 Ⅳ . ① R684

中国版本图书馆 CIP 数据核字 (2022) 第 044380 号

责任编辑：杨　帆
责任校对：贾　荣
图文制作：北京永诚天地艺术设计有限公司
责任印制：吕　越
出 版 人：曾庆宇
出版发行：北京科学技术出版社
社　　址：北京西直门南大街16号
邮政编码：100035
电　　话：0086-10-66135495（总编室）　　0086-10-66113227（发行部）
网　　址：www.bkydw.cn
印　　刷：北京雅昌艺术印刷有限公司
开　　本：787 mm×1092 mm　1/16
字　　数：160千字
印　　张：8.5
版　　次：2022年8月第1版
印　　次：2022年8月第1次印刷
ISBN 978-7-5714-2192-2

定　价：128.00元

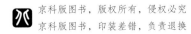

译者名单

赵　贤　陈　辰　李国珅　孙伟桐

卢　帅　花克涵　肖　丹　季尚蔚

查晔军　张建宇　张曦公

前言

　　肘关节复杂创伤的主要治疗目标是在僵硬和不稳定之间找到一条狭窄的平衡之路。如果从这点上考虑，肘关节是过去十年治疗理念变化最大的解剖部位之一。过去肘关节被认为是"被遗忘"的关节，因为其复杂的骨与软组织结构和手术屈伸及旋转活动需要高度协调，该需求超出了传统手术内固定技术可达到的范围。因此，30°~130°的屈伸活动度这一功能范围被作为肘关节治疗的目标和评价关节僵硬程度的指标。过去十年，由于一些医生的深入研究和一些特异性内植物的研发，治疗的方法也得到明显改善。另外，通过对软组织结构及其在肘关节功能中的作用的进一步理解，出现了一系列新的手术技术可充分固定复杂的肘关节损伤，因而可更好地控制肘关节术后不稳定的问题，使肘关节创伤治疗后功能越来越接近其原始的功能状态。

　　因此，本书的目的是整合这些新技术的相关知识，而这一伟大的目标只能通过国际上领袖级专家的共同努力才能实现。因而，我深深感谢本书的所有作者。希望能与读者分享专家们宝贵的经验，从而使我们的患者获益。

　　本书是骨折规范化治疗学会（ARTOF）创伤系列丛书的一册，由 Springer Nature 出版社出版。ARTOF（www.artof-online.org）是一个独立的科学组织，致力于严格、科学地制订骨折最佳治疗策略。

Peter Biberthaler，慕尼黑，德国

Sebastian Siebenlist，慕尼黑，德国

James P. Waddell，多伦多，安大略省，加拿大

2019 年 1 月

目录

第1章　单纯肘关节脱位

流行病学

在成人的主要关节之中，肘关节是仅次于肩关节的第二常脱位的关节[1]。根据定义，单纯肘关节脱位是指没有伴发骨折的肘关节脱位（直径 1~2 mm 的关节周围撕脱骨折除外）[2]。有文献报道，在不同的生命周期中，单纯肘关节脱位的发生率为 3/100 000~9/100 000[1,3-5]。成年男性是单纯肘关节脱位风险最高的群体，多因在运动或事故后受伤导致。而成年女性则多在日常活动中由于从站立高度跌落而出现肘关节脱位。

据报道，在过去的几十年中，大多数患者在非手术治疗后都获得了良好的功能结局。然而，少部分患者经非手术治疗后主诉复发性肘关节不稳定、肘关节僵硬或疼痛，并且需进行手术干预[3,6-7]。由于软组织修复技术的发展以及人们对损伤模式有了更好的了解，近年来再次兴起了对单纯肘关节脱位的标准治疗的讨论[8]。

分型

目前，尚不存在经过验证的适用于单纯肘关节脱位的分类标准，但已经达成了根据脱位后前臂相对于肱骨的方向，对损伤进行描述性分类的共识（图 1.1）。最常见的肘关节脱位为后脱位和后外侧脱位。分离性脱位（divergent dislocation）和前脱位极为罕见，通常发生在儿科或与骨折伴发。

在新的时代，由于生物力学知识的增加，人们已经更好地理解了不同的肘关节稳定结构之间复杂的相互作用。因此，当前的研究正在系统化这一"单纯"损伤[9-10]。由于分类需要考虑许多不同的参数，因此仍很难创建一个详尽而实用的分类标准。但杰出的肘部外科医生常基于以下标准描述肘关节不稳定：发生时间（急性、陈旧性、复发性）、韧带和软组织损伤情况、（肱尺关节、肱桡关节或上尺桡关节）受累情况、方向（外翻、内翻、前方、后外侧）、程度（半脱位、perched、全脱位）以及是否有相关

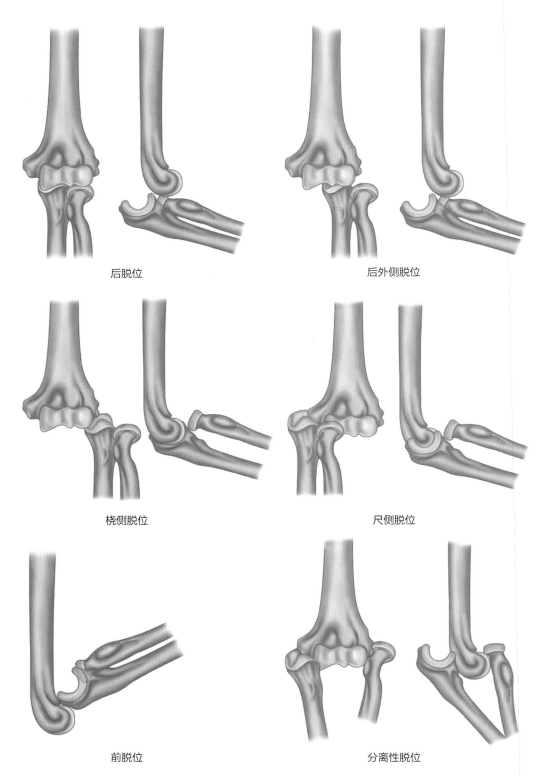

后脱位   后外侧脱位

桡侧脱位   尺侧脱位

前脱位   分离性脱位

图 1.1   肘关节脱位的方向

骨折（桡骨头、尺骨冠突、尺骨鹰嘴或肱骨远端骨折）[11-15]。

症状和诊断

应进行详细的病史询问和准确的体格检查，并应特别注意损伤机制。多数情况下病史有助于诊断。必须尽可能精确地确定脱位机制（受撞击时手臂的位置），以获取关于肘关节脱位模式的信息（参见本章"损伤模式"部分）。有些患者可自行复位或出现自发性复位，仅主诉疼痛和肿胀，无关节畸形。应准确地询问这些患者的关节弹响情况、受伤时肘关节的畸形状态以及是否有肘关节不稳定的感觉等相关病史。必须评估肘部是否有开放伤口和神经或血管损伤，后者曾在一些罕见病例中被描述[16]。

肘关节脱位的患者常主诉肘关节剧烈疼痛，肘关节呈典型的轻度屈曲位。应在复位前拍摄肘关节正位和侧位片，以确认肘关节脱位的存在，确定脱位方向并排除合并骨折。如果肘关节脱位诊断明确，应立即使用温和的复位手法进行闭合复位[17]。随后用石膏后托固定（参见本章"非手术治疗"部分）。复位后，必须再次进行神经血管检查并记录，还应拍摄 X 线片以检查关节的对合，并排除复位前未发现的伴发骨折。对于可疑的相关骨折或撕脱骨折（尤其当骨折位于冠突尖时），必要时可以行 CT 检查。

复位后，在接下来的几天内，体格检查的重点应该是在摘除所有石膏或敷料后观察肘内侧和（或）外侧的挫伤。肘内侧和（或）外侧形成的水肿和血肿提示出现了包括坚韧的肌筋膜在内的广泛的软组织损伤（图1.2）。由于疼痛，急性损伤时检查韧带完整性的应力试验往往缺乏可行性。每例患者都应该在指导下主动地活动肘关节，以确认肌肉和关节的对合与稳定。（参见本章"损伤模式"部分）。依据笔者的经验，对于不愿意主动活动患侧肘关节的患者，应高度怀疑存在基于实质性软组织损伤的严重肘关节不稳定。这些患者中有很多还描述了对复发性脱位的担忧。最后，体格检查还应包括同侧的肩部和腕部，以免遗漏其他损伤。

复位后 1 周内应进行肘关节正位和侧位 X 线复查，确保复位为同轴性。最初由渗出引起的"下垂征"（尺骨与肱骨之间的距离 >3 mm）若未在此期间消退，则必须检查导致其持续存在的原因，如存在韧带组织或软骨游离体的嵌顿[18]。

对于任何单纯肘关节脱位，都必须建议行 MRI 检查（理想情况是在受伤后 1 周内进行）。Hackl 等使用 MRI 检查确定了后外侧旋转不稳定患者桡骨小头不协调和肱尺轴

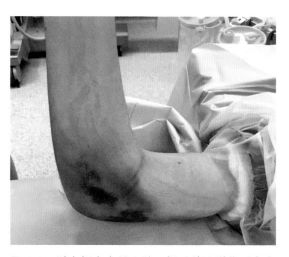

图 1.2　肘内侧有大量血肿，提示单纯脱位后存在广泛的软组织损伤（屈肌群和肌筋膜断裂）

向不协调的截断值[19]。诱发关节对合不良的关键是，患者需要在近乎完全伸肘位时行MRI 检查。只有此时的 MRI 检查才能显示静态韧带约束和动态肌肉稳定装置的完整性（参见本章"损伤模式"部分）。因此，MRI 检查应特别注意外侧韧带复合体、内侧副韧带前束、外旋肌 – 旋前肌起始部和总伸肌起始部（图 1.3，图 1.4）。必须明确的是，MRI 检查不应被过分强调，医生应结合整体临床表现进行评估。

超声检查可以通过动态检测的方法分析侧副韧带、伸肌群和屈肌群，也能提供有价值的补充信息。然而，超声检查很大程度上受患者的疼痛、肿胀和依从性影响，尤其是在急性损伤中，但主要取决于外科医生的经验。

另外，肘关节透视在动态评估肘关节内翻、外翻应力（在完全伸肘位和屈肘 30° 位时）以及观察功能稳定的活动弧度方面很有价值。一些研究者更喜欢通过透视检查确定

关节的稳定性，并以此证明他们的非手术治疗或手术治疗方案的合理性[20-21]。在正位片中，分别测量在最大内翻和最大外翻应力下肱骨远端关节线与尺桡骨近端关节线之间的夹角。在检查过程中，该角度越大，内侧和（或）外侧软组织稳定器的损伤可能越严

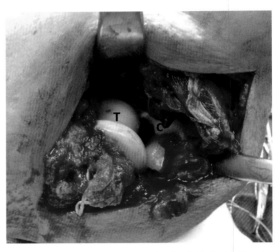

图 1.4　图 1.3 所示患者的术中肘关节情况。切开肘关节内侧皮肤后，可见所有软组织稳定装置（MCL 复合体、屈肌 – 旋前肌群和肱肌）都从肱骨上被剥离（T—肱骨滑车；C—尺骨冠突）

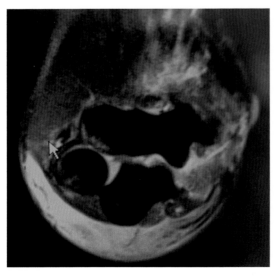

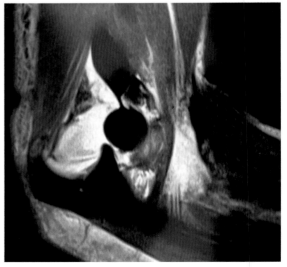

图 1.3　51 岁男性患者，滑雪伤。MRI 显示石膏固定后肘关节再脱位，肱肌和屈肌 – 旋前肌群完全断裂

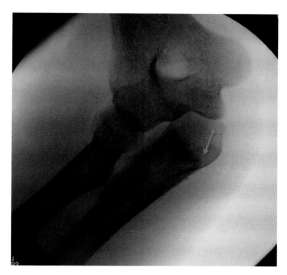

图 1.5　透视下行肘关节内侧稳定性试验。肘关节张口很大（红色箭头），提示软组织稳定装置严重受损

重（图 1.5）。Adolfsson 等的一项研究证实了这一假设，该研究指出在非手术治疗的单纯肘关节脱位中，广泛的软组织损伤（包括副韧带和肌肉起始部）会导致肘关节再脱位[22]。很明显，透视下出现再脱位的肘关节，由于严重的不稳定，需要手术治疗。理想状况下，应在麻醉下复位并进行这项检查。但是应用 X 线透视评估稳定性需要医生有足够的处理肘关节疾病的经验。

损伤类型与手术相关的解剖学

　　肘关节脱位损伤的确切机制仍是当前文献中争论的焦点。Shawn O'Driscoll 提出的名为"Horii 环"的后外侧旋转理论被引用的次数最多，是最被大众所接受的损伤分级理论（图 1.6）[23-24]。他描述了由跌倒时手部着地受伤所引起的由外侧到内侧的软组织断裂。当手触地时，肘关节条件反射地屈

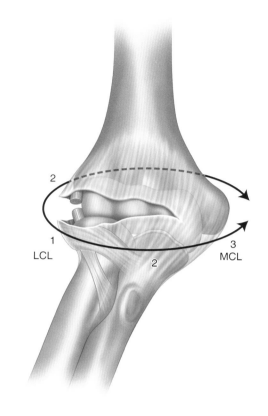

图 1.6　"Horii 环"分级
1 型—外侧尺骨副韧带部分或完全断裂，导致后外侧旋转性半脱位。
2 型—前后关节囊破裂，导致不完全的后外侧脱位。
3A 型—除 MCL 前束外其余软组织均被破坏，导致肘关节后脱位，并绕 MCL 旋转。
3B 型—内侧韧带复合体完全被破坏。
3C 型—包括屈肌 - 旋前肌群在内的所有肱骨远端的软组织均被剥离

曲，外翻、轴向和旋后的力的共同作用导致了软组织断裂。从外侧副韧带断裂开始，通过关节囊传导，最后导致 MCL 断裂。然而，在一些病例中 MCL 可以完好无损。

　　孤立的巨大外翻力矩也被认为是肘关节

脱位的原因之一[25-26]。近期发表的研究假设软组织损伤从内侧进展到外侧，并伴有初始 MCL 断裂。MCL 断裂后，屈肌－旋前肌群由于突然被牵拉而发生断裂，冠状突脱离原位，肱桡关节脱位，伴病理性前臂外旋，导致桡骨头骨挫伤和肱骨外侧软组织剥离，最终导致后外侧脱位（图 1.7）[21]。具有轴向载荷和渐进性旋后的外翻力矩常被描述为特征性的变形力[27-29]。笔者自己的临床实践也支持这一理论，因为笔者经常见到脱位后单纯性 MCL 断裂伴内侧肌筋膜撕裂的患者（图 1.8）。

根据定义，单纯肘关节脱位时骨的完整性不受损。因此，静态和动态软组织稳定装置都必须保持肘部的稳定性[30]。静态约束（结构包括外侧副韧带 LCL）、MCL 和关节囊。LCL 为外旋和内翻应力的主要约束，被分为 3 个部分：外侧尺骨副韧带（LUCL）、桡侧副韧带（RCL）和环状韧带（AL）（图 1.9a）。肘内翻和肘关节后外侧的稳定性主要由 LUCL 提供。剥离完整的外侧韧带复合体（包括 LCL RCL 和 AL）会导致桡骨头后方半脱位[31]。

MCL 由前束和后束组成（图 1.9b），其在肘外翻和肘关节后内侧稳定中起着关键作用。前束为"引导束"，在屈肘时对抗外翻应力，起稳定作用；后束在屈肘 120° 时的作用与前束相等，与前束一起对抗后内侧不稳定[32]。前关节囊也被认为是外翻稳定装置。

根据 Adolfsson 等的理论，单纯肘关节脱位的患者通常伴有 MCL 和 LCL 的断裂及关节囊的撕裂，但大多数患者仍由起自

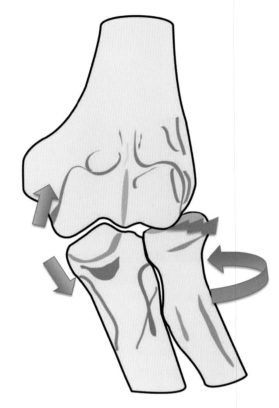

图 1.7　内侧断裂的损伤机制

在外翻应力的作用下，损伤过程开始于内侧，以牵拉型机制破坏内侧软组织 (MCL 和屈肌－旋前肌群起始部)。肘关节囊从冠状突剥离，肱桡关节脱位，伴有病理性前臂外旋，肱骨外侧软组织剥离，最终导致后外侧脱位

肱骨上髁的完好的前臂肌肉组织提供了肘关节的稳定性[22]。这些起源于总伸肌起始部（CEO）和总屈肌起始部（CFO）的肌肉的动态稳定作用常被低估。这两种肌群都是非常重要的对抗内翻和外翻应力的次要约束结构，其作用取决于肘关节屈伸的角度[33]。肘肌也被认为能动态对抗内翻和后外侧剪切力[34]。跨过肘关节的肌肉（肱二头肌、肱三头肌和肱肌）在肘关节压缩的全过程中，尤其是在静态稳定装置损伤的情况下，也提供

了动态稳定性。

　　此外，前臂旋转在肘关节稳定方面起着重要作用，尤其是在损伤的情况下。King等证明，在肘关节脱位合并 MCL 缺损的条

件下，前臂旋前可以稳定肘关节，而旋后则会降低肘关节稳定性[35]。此外，前臂旋后能稳定 MCL 缺损的肘关节[36]。当前臂旋后时，屈肌 – 旋前肌群的联合肌腱可以发挥其最大的稳定潜能；总伸肌起始部肌肉在完全旋前时张力最大，因此能最有效地起着内翻稳定装置的作用[37]。这些效应可用于非手术或术后治疗方案。

治疗方式

非手术治疗

　　大多数单纯肘关节脱位的患者可以在闭合复位和完整的稳定性评估后采用非手术治疗（参见本章"症状和诊断"部分）。如果肘关节不能良好地对合复位，即存在手术指征。非手术治疗的禁忌证包括开放性脱位、

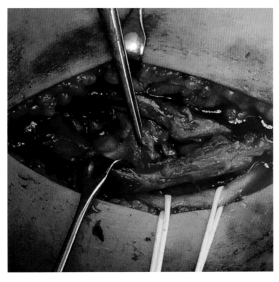

图 1.8　图 1.2 所示患者术中情况。单纯肘关节脱位后可见肘关节内侧屈肌 – 旋前肌群和 MCL 断裂（黄色结—尺神经）

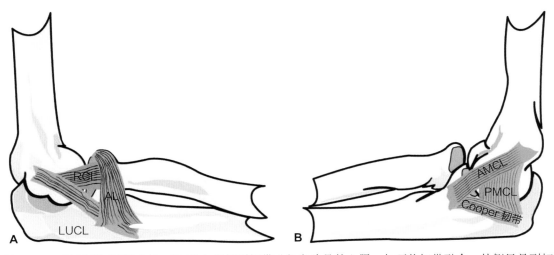

图 1.9　A. 外侧副韧带复合体。（RCL）桡侧副韧带（起自肱骨外上髁，与环状韧带融合；外侧尺骨副韧带（LUCL）起自桡侧副韧带后方，附着于尺骨近端的旋后肌嵴及环状韧带远端；环状韧带（AL）附着于尺骨近端桡切迹的前缘和后缘，环绕桡骨头。B. 内侧副韧带复合体。内侧副韧带前束（AMCL）起自内上髁前下部，插入尺骨冠突的高耸结节；内侧副韧带后束（PMCL）起自 AMCL 后方，呈扇形附着于尺骨近端；Cooper 韧带（斜行纤维）横穿内侧副韧带的两束

血管损伤以及屈肘小于 30° 时的肘关节再脱位（图 1.10）。

尽管大多数患者会出现肘关节内翻或外翻不稳定，但是并不能武断地将单纯内（外）翻不稳定作为手术指征。根据笔者的经验，如果患者能够主动地稳定受伤的肘关节，而且经诊断肌肉起始部未受损伤（参见本章"症状和诊断"部分），则非手术治疗成功的可能性非常高。因此，对保持肘关节同心性复位同时开始激活肌肉来说，一项包含主动－辅助练习和主动练习的康复计划是必不可少的。立即开始活动肘关节不仅不会增加复发性肘关节不稳的风险，还能改善功能评分[38-39]。如果患者非常忧虑，或者肘关节极度肿胀、疼痛，则表示可能需要短时间内保持石膏后托固定。任何情况下都应该严格避免肘关节制动 3 周以上，因为这会导致肘关节活动范围受限，甚至可能出现肘关节僵硬[5,38,40]。在笔者的实践中，复位后，肘关节临时（最多 7 天）用石膏固定于 90° 伸肘位，前臂根据主要的不稳定方向固定于旋前、中立或旋后位。在康复师的指导下，患者应于复位后 1 周内取下石膏并开始进行主动－辅助的等长运动。随着肿胀消退，应将石膏更换为可活动的支架，在使

肘关节可以活动的同时将内翻和外翻的剪切力降至最低。指导患者除进行锻炼时之外，应坚持佩戴支具 6 周。因此，患者肘关节活动范围是取决于自身的肘关节稳定性和恐惧感程度的。当要求患者屈伸肘关节时，在有些情况下会根据复查时的活动稳定的角度调整初始伸肘阻滞物（最大 30°）。此外，前臂可调整为中立或旋前位，以最大限度地减少外侧韧带应力。通常允许患者立即完全伸肘。患者从第 2 周开始主动活动（在全活动范围中，前臂可以旋前；当前臂屈曲至 90° 或更大角度时，前臂可以旋后）。在起始阶段，笔者建议在头顶位置进行锻炼，以确保在利用重力效应的同时保持复位[41]。在前 3 周，患者应每周复查 1 次。伸肘阻滞物应每周调整，以避免出现肘关节僵硬。此外，应拍摄肘关节侧位片，以确认关节的匹配性，并排除后外侧半脱位（"下垂征"）[42]。3~4 周后，患者应该能够完全伸肘，并可在坐／站立姿势下进行包括前臂旋转在内的主动活动。

6 周后，患者复查并摘除肘关节支具。恢复正常的日常活动，开始强化肌肉。受伤后 3 个月内患者不允许参加体育活动。

非手术治疗	手术治疗
闭合性脱位后同心性复位	开放性脱位
肌肉起始部未受损，能够进行早期主动活动	血管损伤
	再脱位（在活动弧度内）
	功能要求高的患者／职业运动员

图 1.10　单纯肘关节脱位的治疗选择

手术治疗

如果未能闭合复位，或者在屈肘大于30°时闭合复位后肘关节再脱位，应行软组织探查和手术修补（图 1.10）[43]。根据目前的文献报道，仅有不到 10% 的单纯肘关节脱位患者可能发展为陈旧性肘关节不稳，需要手术治疗 [3,6]。

然而，手术治疗急性肘关节脱位的效果仍然是一个有争议的话题，尤其对于体力劳动者和职业运动员这类对功能要求高的患者 [44]。非手术治疗偶尔需要使用最多 30°的伸肘阻滞物（可能因此需要更长的康复时间），对功能要求高的患者来说，非手术治疗可能不是合适的选择。因此，这些患者的手术决定取决于自身的需求，应该针对每个特定的病例详细地讨论手术的优缺点。必须清楚地指出，目前为止没有研究表明手术治疗比非手术治疗更好 [45-46]。

手术的目的是使肘关节同心性复位，直接修补韧带和肌肉起始部。在严重韧带断裂时，使用合成胶带（内部支撑）进行额外的韧带加强，是一种保护脆弱的韧带修复从而获得基本的肘关节稳定性的有价值的新选择。在全身麻醉下进行手术，并在肌松状态下再次对肘关节不稳定的情况进行临床评估。

关节镜

在切开手术修复前，肘关节镜检查可能有利于评估关节表面情况，去除关节内游离体（软骨碎片），并在直视下检查 / 确认肘关节稳定性（图 1.11a，b）[47]。然而，关节镜手术时患者必须处于侧卧位，这可能使随后的开放性软组织修补复杂化，特别是在肘关节内侧。笔者倾向于采用的方法是，在关节镜检查后使患者体位更换为仰卧位，将患臂置于可透过射线的手臂固定台上，进行双

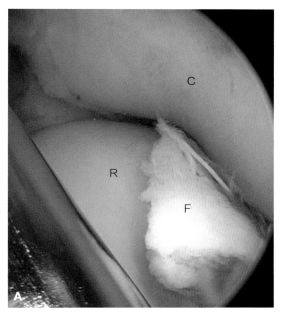

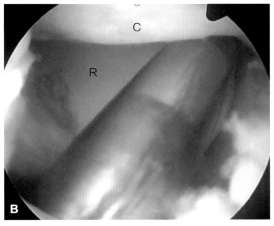

图 1.11　A. 前外侧关节镜照片，示肘关节脱位后，肱骨小头（C）和桡骨头（R）之间有一个起源于冠突尖的游离软骨碎片（F）。B. 后外侧关节镜照片，来自"软点"入口的操作杆"穿过"肱桡关节，提示由于 LUCL 缺损所致的后外侧旋转不稳定

侧软组织修补。

应注意，在急性损伤时，使用肘关节镜可能非常复杂，因为关节囊破裂将导致液体漏出。因此，单纯肘关节脱位后的关节镜检查应由有经验的肘关节外科医生进行。

软组织修补

根据肘关节不稳定的类型，必要时可采取外侧、内侧或双侧切口。对于内翻或后外侧旋转不稳定的患者，皮肤切口应经过肱骨外上髁。多数情况下，伸肌总腱已从肱骨外上髁撕脱，LCL 复合体已从肱骨小头附着处剥离（图 1.12）。典型病例中会同时合并后方关节囊破裂，Osborne–Cotterill 病变通常见于肱骨小头的背侧（桡骨头向肱骨小头后方脱位，即肘关节的"Hill–Sachs 病变"）[48]。笔者倾向于使用位于肱骨小头下缘（旋转中心）的双股缝合锚钉将韧带复合体修复重建。锁定缝线被置于 LCL 复合体和伸肌筋膜中。然后，在前臂 90° 屈曲及旋

前的情况下拉紧两条缝线并打结。最后，在肱骨外上髁 / 髁上嵴的钻孔上方另外缝合和收紧伸肌筋膜。对于伴有 MCL 不稳定的肘关节，在拉紧外侧缝线时，应严格避免内侧关节间隙增大。关节的对合情况必须通过术中正侧位透视进行验证。

如果患者行 LCL 修补后肘关节仍不稳定，可通过内上髁上方的切口进入肘关节内侧。首先应探查尺神经，必要时游离尺神经，在整个修补过程中对其予以保护。皮肤切开后，肘关节内侧的直接通道通常穿过大量断裂的屈肌 – 旋前肌群、关节囊和 MCL 复合体（图 1.4）。通常情况下，MCL 从其肱骨止点被撕脱。然后，利用修补外侧的方法，在肱骨滑车弧的中心放置缝合锚，并将 MCL 和内侧关节囊用类似方法重新修复。最后，同样采用穿骨钻孔修复屈肌 – 旋前肌群。

手术结束时在透视下再次检查在活动范围内关节的对合。如果在双侧软组织修补后肘关节仍不稳定，应额外安装外固定架（铰链式或静力式）。

内部支撑

如果断裂的韧带组织无法进行充分的止点重建，那么韧带加强（韧带支撑）有助于修补重建。额外用合成胶带横跨在缝合后的韧带复合体上（图 1.13）。Dugas 等将这种新型修补技术与内侧韧带重建技术（改良 Jobe 术）进行了生物力学方面的比较[49]，发现修补后的间隙明显小于重建后的间隙，在失效时的最大扭矩和扭转刚度方面，两种技术无差异。经过笔者实践，在不稳定脱位损伤中

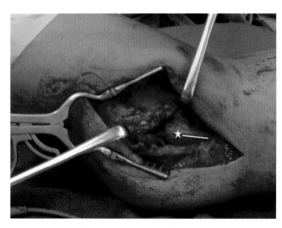

图 1.12 总伸肌从肱骨外上髁的髁上嵴上完全剥脱（星星 / 线）

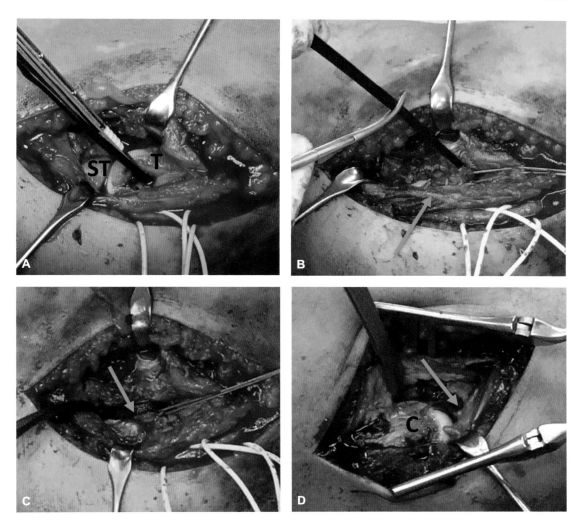

图 1.13　图 1.2 所示患者的内侧韧带支撑。A. 额外加用了 vicry 胶带的缝合锚钉植入术。ST：高耸结节；T—肱骨滑车；黄色结—尺神经。B. 韧带（蓝色箭头）缝合后，将胶带跨回至高耸结节。C. 用第二个骨锚固定。D. 剥离附着于肱骨外侧所有软组织。C—肱骨小头和外上髁；蓝色箭头—LUCL

进行内部支撑可能是获得基本稳定性的一种有效的额外的手段。但是，到目前为止没有临床研究报道内部支撑的效果。

外固定架

　　笔者认为，单纯肘关节脱位后初始外固定架治疗适用于有严重软组织损伤的患者或肥胖患者，前者不适合使用石膏 / 可活动支具固定，后者不适合使用软组织修补 / 内部支撑。在这些病例中，应首选允许进行功能锻炼的铰链式外固定架（持续 4~6 周）。此外，也可以使用更常见且更易操作的静态外固定架。根据非手术治疗原则，患者应在康复师指导下排除外固定架，抬高肘关节至头部，利用该姿势进行主动锻炼。

术后护理

切口闭合后，将肘关节置于90°屈肘位、前臂中立位并用石膏固定。术后的几天内，患者在康复师的指导下开始进行被动（持续的被动运动）和主动－辅助的等长运动，具体操作取决于患者的肿胀和疼痛程度。术后管理方案基本上是基于术中进行的韧带修复／支撑和肘关节稳定性评估。在任何情况下，均应在术中确定安全的运动弧度（理想情况下应适用于整个活动范围）。为避免修补后的韧带过度拉伸，可在修补前2周安装固定20°的伸直阻滞物。当使用适当的伸直阻滞物时，一旦肘关节肿胀消退，应调节动态支具（图1.14）。患者应从术后第一天开始进行关节持续的被动运动和主动运动，这对于避免肘关节僵硬是至关重要的，尤其是对接受韧带支撑治疗的患者来说。

在非手术治疗中，与被动运动相比，更推荐主动运动。也可以在最初的康复期间将肘关节抬高至头部。这个姿势最大限度地减少了重力对肘关节的影响，减少了向后的力，并使肱三头肌起到了肘部稳定装置的作用[50]。如果肘内侧和外侧软组织结构均已被修复，则应该在前臂处于中立位时开始进行肘关节主动屈伸活动。如果LCL复合体在修补之后仍需保护，则应该在前臂旋前位时进行康复训练。此外，应严格避免肩外展和内旋，以消除重力性内翻，从而使外侧副韧带在等长位置愈合。为了确保肘内侧不稳定患者的修补后的MCL复合体和肌肉止点的安全，应该在前臂旋后位进行康复训练。

在术后6周（韧带完全愈合）内，不允许被动伸肘。肌力训练可在术后第6周后开始，如果关节稳定，3个月后可以进行体育活动。

预后和并发症

为了比较非手术治疗和手术治疗，Josefsson等进行了两项研究[45-46]。这两项研究的结果显示，手术治疗和非手术治疗在单纯肘关节脱位后韧带损伤治疗方面无显著差异。然而，这两项研究均未对被评估患者的软组织损伤的严重程度进行分级。目前的一项调查研究基于对非手术治疗后因复发性不稳定而需要手术的患者的研究结果，强调了软组织损伤程度的重要性[6]。另外，在过去几十年中，外科植入物和植入技术有了巨大的进步，这使医生得以使用更微创的入路并更早使患者开始功能康复计划。

虽然普遍认为，对大多数患者来说，非手术治疗的长期效果较好，但在非手术治疗的后遗症的相关文献中，有退行性残留不稳定和（或）肘关节活动受限（关节挛缩）的风险较高的报道。肘关节活动受限明显和僵硬与肘关节固定时间超过2~3周有关[38-40,52]。

对于一期韧带修复，在短期到中期的随访中，开放手术或关节镜手术均被报道可获得良好的功能结果[7,53-58]。Kim等报道单侧韧带重建组的MEPI评分高于双侧韧带重建组[54]。然而，由于诊断不充分、对损伤严重程度的误判或修复失败／不充分，半脱位可能会持续存在，从而在某些情况下导致手

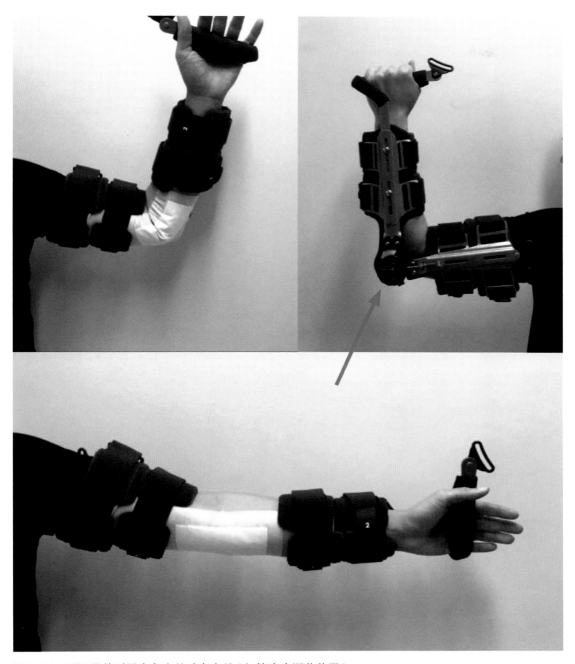

图 1.14　可调节伸肘最大角度的动态支具（红箭头为调节装置）

术后肘关节疼痛和（或）僵硬。及时评估完全性损伤的程度是进行合理、正规的治疗的关键。否则，如果出现治疗延后，则通常需要在广泛肘关节松解后使用自体移植韧带重建 LCL 和 MCL[23,47,55]。Daluski 等报道，在急性（<30 天）和延后（>30 天）治疗的患者中，直接修补韧带而不追加肌腱移植的 LUCL 重建，患者的临床结局或活动范围没有差异[56]。

　　为防止肘关节僵硬，术后必须尽早（主动）活动。虽然复发性肘关节不稳定仅在极少数病例中被报道，但有些患者可能需要通过松解肘关节或切除异位骨化组织恢复完全的活动范围。如前所述，目前的文献中没有关于内部支撑的研究。在未来必须评估这项新技术的优缺点和可能的并发症。

（译者：赵贤）

参考文献

1. Stoneback JW, Owens BD, Sykes J, Athwal GS, Pointer L, Wolf JM. Incidence of elbow dislocations in the United States population. J Bone Joint Surg Am. 2012;94:240–5.
2. Josefsson PO, Johnell O, Gentz CF. Long-term sequelae of simple dislocation of the elbow. J Bone Joint Surg Am. 1984;66:927–30.
3. Anakwe RE, Middleton SD, Jenkins PJ, McQueen MM, Court-Brown CM. Patient-reported outcomes after simple dislocation of the elbow. J Bone Joint Surg Am. 2011;93:1220–6.
4. Josefsson PO, Nilsson BE. Incidence of elbow dislocation. Acta Orthop Scand. 1986;57:537–8.
5. Mehlhoff TL, Noble PC, Bennett JB, Tullos HS. Simple dislocation of the elbow in the adult. Results after closed treatment. J Bone Joint Surg Am. 1988;70:244–9.
6. Modi CS, Wasserstein D, Mayne IP, Henry PD, Mahomed N, Veillette CJ. The frequency and risk factors for subsequent surgery after a simple elbow dislocation. Injury. 2015;46:1156–60.
7. Duckworth AD, Ring D, Kulijdian A, et al. Unstable elbow dislocations. J Shoulder Elbow Surg. 2008;17(2):281–6.
8. Hackl M, Beyer F, Wegmann K, Leschinger T, Burkhart KJ, Müller LP. The treatment of simple elbow dislocation in adults. Dtsch Arztebl Int. 2015;112(18):311–9.
9. Rotini R. An overview about elbow instability. Musculoskelet Surg. 2014;98(Suppl 1):S1–3.
10. Marinelli A, Guerra A, Rotini R. Elbow instability: are we able to classify it? Review of the literature and proposal of an all-inclusive classification system. Musculoskelet Surg. 2016;100(Suppl 1):S61–71.
11. Hildebrand KA, Patterson SD, King GJ. Acute elbow dislocations: simple and complex. Orthop Clin North Am. 1999;30(1):63–79.
12. Morrey BF. Acute and chronic instability of the elbow. J Am Acad Orthop Surg. 1996;4:117–28.
13. Ring D, Jupiter J. Fracture-dislocation of the elbow. J Bone J Surg Am. 1998;4:566–80.
14. Chan K, King GJW, Faber KJ. Treatment of complex elbow fracture-dislocations. Curr Rev Musculoskelet Med. 2016;9(2):185–9.
15. O'Driscoll SW. Classification and evaluation of recurrent instability of the elbow. Clin Orthop Relat Res. 2000;370:34–43.
16. Siebenlist S, Reeps C, Kraus T, Martetschläer F, Schmitt A, Stökle U, Freude T. Brachial artery transection caused by closed elbow dislocation in a mature in-line skater: a case report with review of the literature. Knee Surg Sports Traumatol Arthrosc. 2010;18(12):1667–70.
17. Biberthaler P, Kanz KG, Siebenlist S. Elbow joint dislocation-important considerations for closed reduction. MMW Fortschr Med. 2015;157(9):50–2.
18. Pipicelli JG, Chinchalkar SJ, Grewal R, King GJ. Therapeutic implications of the radiographic "drop sign" following elbow dislocation. J Hand Ther. 2012;25(3):346–53.
19. Hackl M, Wegmann K, Ries C, Leschinger T, Burkhart KJ, Müller LP. Reliability of magnetic resonance imaging signs of posterolateral rotatory instability of the elbow. J Hand Surg Am. 2015;40(7):1428–33.
20. Schnetzke M, Aytac S, Studier-Fischer S, Grützner PA, Guehring T. Initial joint stability affects the outcome after conservative treatment of simple elbow dislocations: a retrospective study. J Orthop Surg Res. 2015;10:128.
21. Robinson PM, Griffiths E, Watts AC. Simple elbow dislocation. Shoulder Elbow. 2017;9(3):195–204.
22. Adolfsson LE, Nestorson JO, Scheer JH. Extensive soft tissue lesions in redislocated after simple elbow dislocations. J Shoulder Elbow Surg. 2017;26(7):1294–7.
23. O'Driscoll SW, Bell DF, Morrey BF. Posterolateral rotatory instability of the elbow. J Bone Joint Surg Am. 1991;73:440–6.
24. O'Driscoll SW, Morrey BF, Korinek S, An KN. Elbow subluxation and dislocation. A spectrum of instability. Clin Orthop Relat Res. 1992;280:186–97.
25. Schwab GH, Bennett JB, Woods GW, Tullos HS. Biomechanics of elbow instability: the role of the medial collateral ligament. Clin Orthop Relat Res. 1980;146:42–52.
26. Søbjerg JO, Helmig P, Kjaersgaard-Andersen P. Dislocation of the elbow: an experimental study of the

ligamentous injuries. Orthopedics. 1989;12:461–3.

27. Rhyou IH, Kim YS. New mechanism of the posterior elbow dislocation. Knee Surg Sports Traumatol Arthrosc. 2012;20:2535–41.

28. Schreiber JJ, Warren RF, Hotchkiss RN, Daluiski A. An online video investigation into the mechanism of elbow dislocation. J Hand Surg Am. 2013;38:488–94.

29. Schreiber JJ, Potter HG, Warren RF, Hotchkiss RN, Daluiski A. Magnetic resonance imaging findings in acute elbow dislocation: insight into mechanism. J Hand Surg Am. 2014;39:199–205.

30. Morrey BF, An KN. Articular and ligamentous contributions to the stability of the elbow joint. Am J Sports Med. 1983;11:315–9.

31. Olsen BS, Søbjerg JO, Dalstra M, Sneppen O. Kinematics of the lateral ligamentous constraints of the elbow joint. J Shoulder Elbow Surg. 1996;5:333–41.

32. Callaway GH, Field LD, Deng XH, et al. Biomechanical evaluation of the medial collateral ligament of the elbow. J Bone Joint Surg Am. 1997;79:1223–31.

33. Safran MR, Baillargeon D. Soft-tissue stabilizers of the elbow. J Shoulder Elbow Surg. 2005;14(1 Suppl S):179–85.

34. Pereira BP. Revisiting the anatomy and biomechanics of the anconeus muscle and its role in elbow stability. Ann Anat. 2013;195:365–70.

35. Dunning CE, Zarzour ZD, Patterson SD, Johnson JA, King GJ. Muscle forces and pronation stabilize the lateral ligament deficient elbow. Clin Orthop Relat Res. 2001;388:118–24.

36. Armstrong AD, Dunning CE, Faber KJ, Duck TR, Johnson JA, King GJ. Rehabilitation of the medial collateral ligament-deficient elbow: an in vitro biomechanical study. J Hand Surg Am. 2000;25:1051–7.

37. Seiber K, Gupta R, McGarry MH, Safran MR, Lee TQ. The role of the elbow musculature, forearm rotation, and elbow flexion in elbow stability: an in vitro study. J Shoulder Elbow Surg. 2009;18:260–8.

38. Maripuri SN, Debnath UK, Rao P, Mohanty K. Simple elbow dislocation among adults: a comparative study of two different methods of treatment. Injury. 2007;38:1254–8.

39. Lordens GI, Van Lieshout EM, Schep NW, et al. Early mobilisation versus plaster immobilisation of simple elbow dislocations: results of the FuncSiE multicentre randomised clinical trial. Br J Sports Med. 2015; https://doi.org/10.1136/bjsports-2015-094704.

40. Panteli M, Pountos I, Kanakaris NK, Tosounidis TH, Giannoudis PV. Cost analysis and outcomes of simple elbow dislocations. World J Orthop. 2015;6:513–20.

41. Schreiber JJ, Paul S, Hotchkiss RN, Daluiski A. Conservative management of elbow dislocations with an overhead motion protocol. J Hand Surg Am. 2015;40(3):515–9.

42. Coonrad RW, Roush TF, Major NM, Basamania CJ. The drop sign, a radiographic warning sign of elbow instability. J Shoulder Elbow Surg. 2005;14:312–7.

43. O'Driscoll SW, Jupiter JB, King GJ, Hotchkiss RN, Morrey BF. The unstable elbow. Instr Course Lect. 2001;50:89–102.

44. Savoie FH III, Trenhaile SW, Roberts J, Field LD, Ramsey JR. Primary repair of ulnar collateral ligament injuries of the elbow in young athletes: a case series of injuries to the proximal and distal ends of the ligament. Am J Sports Med. 2008;36:1066–10672.

45. Josefsson PO, Gentz CF, Johnell O, Wendeberg B. Surgical versus non-surgical treatment of ligamentous injuries following dislocation of the elbow joint. A prospective randomized study. J Bone Joint Surg Am. 1987;69:605–8.

46. Josefsson PO, Gentz CF, Johnell O, Wendeberg B. Surgical versus nonsurgical treatment of ligamentous injuries following dislocations of the elbow joint. Clin Orthop Relat Res. 1987;214:165–9.

47. Savoie FH III, O'Brien MJ, Field LD, Gurley DJ. Arthroscopic and open radial ulnohumeral ligament reconstruction for posterolateral rotatory instability of the elbow. Clin Sports Med. 2010;29:611–8.

48. Osborne G, Cotterill P. Recurrent dislocation of the elbow. J Bone Joint Surg Br. 1966;48(2):340–6.

49. Dugas JR, Walters BL, Beason DP, Fleisig GS, Chronister JE. Biomechanical comparison of ulnar collateral ligament repair with internal bracing versus modified Jobe reconstruction. Am J Sports Med. 2016;44:735–41.

50. Manocha RH, Kusins JR, Johnson JA, King GJ. Optimizing the rehabilitation of elbow lateral collateral ligament injuries: a biomechanical study. J Shoulder Elbow Surg. 2016;26(4):596–603.

51. Eygendaal D, Verdegaal SH, Obermann WR, et al. Posterolateral dislocation of the elbow joint. Relationship to medial instability. J Bone Joint Surg Am. 2000;82:555–60.

52. Rafai M, Largab A, Cohen D, Trafeh M. Pure posterior luxation of the elbow in adults: immobilization or early mobilization. A randomized prospective study of 50 cases. Chir Main. 1999;18:272–8.

53. Jeon IH, Kim SY, Kim PT. Primary ligament repair for elbow dislocation. Keio J Med. 2008;57:99–104.

54. Kim BS, Park KH, Song HS, Park SY. Ligamentous repair of acute lateral collateral ligament rupture of the elbow. J Shoulder Elbow Surg. 2013;22:1469–73.

55. Sanchez-Sotelo J, Morrey BF, O'Driscoll SW. Ligamentous repair and reconstruction for posterolateral rotatory instability of the elbow. J Bone Joint Surg Br. 2005;87:54–61.

56. Daluiski A, Schrumpf MA, Schreiber JJ, Nguyen JT, Hotchkiss RN. Direct repair for managing acute and chronic lateral ulnar collateral ligament disruptions. J Hand Surg Am. 2014;39:1125–9.

57. O'Brien MJ, Savoie FH 3rd. Arthroscopic and open management of posterolateral rotatory instability of the elbow. Sports Med Arthrosc. 2014;22:194–200.

58. O'Brien MJ, Lee Murphy R, Savoie FH 3rd. A preliminary report of acute and subacute arthroscopic repair of the radial ulnohumeral ligament after elbow dislocation in the high-demand patient. Arthroscopy. 2014;30:679–87.

第2章 肘关节创伤性旋转不稳定

后外侧旋转不稳定及后内侧旋转不稳定

流行病学

目前，肘关节旋转不稳定的流行病学仍无确定性报道。有许多研究描述了多种肘关节不稳定，如后外侧旋转不稳定（posterolateral rotatory instability, PLRI）等，但是后内侧旋转不稳定（posterior medial rotatory instability, PMRI）的报道仍较少。尤其是无法由 Regan-Morrey 分型归类的损伤，如冠状突骨折合并韧带撕脱损伤，研究者对其的认识仍然不明确[1]。PMRI 由 O'Driscoll 等于 2003 年首次提出，当时认为其表现为冠状突的前内侧面骨折以及外侧结构的内翻不稳定[2]。急性创伤后常由于损伤的稀少性而导致漏诊。此外，冠状突骨折常常比较隐蔽，不易发现，或易被错认为恐怖三联征，导致临床疗效较差。因此，需要加强对 PMRI 和 PLRI 的诊断、旋转损伤机制及治疗的教育和理解，以改善临床疗效。

病理学机制

由于肘关节为一稳定结构，因此只有很高的外翻（PMRI）或内翻（PLRI）应力，才可造成旋转不稳定。后外侧旋转不稳定的机制已经在本书第 1 章"单纯肘关节脱位"中进行了阐释。

极高的外翻应力会造成桡侧副韧带撕裂，以及冠状突前部对侧的凹陷骨折，从而导致 PMRI。G. King 对前内侧冠状突骨折（O'Driscoll Ⅱ 型）的病理学机制进行了阐释，认为是由旋前、内翻及轴向应力综合导致的且合并了 LCL 和 MCL 后束的撕脱损伤[3]。冠状突前内侧面骨折也可同时伴随 MCL 前束损伤，从而进一步加重肘关节的不稳定[2-3]。

在遇到极度内翻应力时，外侧尺骨副韧带会撕脱，有时可见冠状突前缘骨折。陈旧病例可见活动范围减小及肘关节僵硬。

临床表现

急性损伤时，患者活动范围可，轻微施加内、外翻应力可发现不稳定；内侧或外侧关节或可见血肿；感觉运动障碍较少见，但需要仔细检查以排除。陈旧病例中，患者常自诉有持续性疼痛，且不记得是否有创伤史。

由于对冠状突前内侧面骨折的认识时间还比较短，因此对其合并损伤的比例仍不明确。LCL 的部分或完全损伤较为常见，但是 MCL 后束损伤的程度仍不确定。目前已明确恐怖三联征中存在桡骨头骨折，而 PMRI 中仅有冠突前内侧面骨折，无桡骨头骨折。因此，可以通过此点来确诊 PMRI 并与恐怖三联征相鉴别。

G.King 经研究认为，所有无桡骨头骨折的冠突前内侧面骨折患者均应警惕 PMRI 的可能性 [3-4]。

怀疑肘关节不稳定的患者均应进行如下检查。

PLRI 的相关检查。

- 外翻应力试验（0°~30°~60° 透视）。
- 抽屉试验。
- 轴移试验。
- 钳抓试验。
- 上推试验。

PMRI 的相关检查。

- 内翻应力试验。
- 抬臂试验（透视）。

合并损伤

合并损伤的类型主要取决于损伤的严重程度，轻如单纯韧带撕裂（尤其是 LCL），重如恐怖三联征（参见本书第 7 章"恐怖三联征"）均可见于临床。但关于 MCL 后束的损伤比例并没有太多报道。内翻 / 外翻旋转不稳定损伤的患者还需进行腕关节的检查以明确合并损伤及不稳定。

分型

PMRI 分型（冠状突骨折分型）

在 O'Driscoll 等的论著中，区分了 3 种冠状突前内侧面骨折的亚型 [2]。Ⅰ 型仅包括冠状突前内侧缘骨折，Ⅱ 型包括前内侧缘及尖部凹陷骨折，Ⅲ 型包括前内侧缘及高耸结节骨折，伴（或不伴）尖部骨折（图 2.1）。

PLRI 分型

PLRI 可以根据 O'Driscoll 所述基于关节脱位的程度分为 0~3 度 [5-6]。Geyer 等发表了基于关节镜的 PLRI 分型 [7]。每一条韧

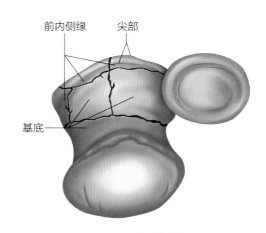

图 2.1　O'Driscoll 的冠突骨折分型

带都可以进行单独检查，这使诊断具有高度的可鉴别性。

症状和诊断

肘关节 PMRI 的症状和体征

肘关节损伤或脱位的患者需要在复位之前进行细致的血管神经检查。需要仔细评估并记录软组织和皮肤情况。建议仔细检查是否存在压痛，尤其是 LCL、MUCL 和 LUCL 处。若患者在活动肘关节时存在捻发音，应考虑由内翻 PMRI 损伤造成的软骨损伤所致 [8-9]。

肘关节 PLRI 的症状和体征

除了上述提到的常规肘关节检查，诊断 PLRI 还需要进行特定临床检查，如轴移应力试验、上推试验及肘关节复位试验。急性期患者常诉肘关节在外翻应力下不稳定及无力，慢性期患者可伴有桡侧外上髁病变症状，后期可见尺神经炎症状。

影像学

急性损伤时拍摄肘关节正位及侧位片（图 2.2），若桡骨头周围存在疼痛，则针对桡骨头进行 X 线检查。若需要，可进行肩关节、前臂及腕关节的 X 线检查。复位肘关节后需再次进行标准 X 线检查。检查结果可能较为隐蔽，如内侧肱尺关节平行线丢失或肘关节内翻导致对位不良 [10]。肱桡关节可增

宽，合并 LCL 损伤，外侧髁可见假性骨折块。CT 检查（图 2.3）及 3D 重建（图 2.4）改善了对冠状突前内侧面骨折的认识和理解，建议对这些损伤进行常规 CT 检查 [11]。

这类病例是否应使用 MRI 仍存争议。在急性损伤中，肌肉是否损伤等相关信息或可为手术的适应证。陈旧病例建议进行超声下的应力试验。

损伤类型和与手术相关的解剖学

对于同时合并 LCL 损伤和冠状突前内侧面骨折的肘关节损伤，生物力学研究显示骨折块的大小决定了肘关节的不稳定性。G.King 推荐对外侧副韧带和大于 2.5 mm 的冠状突骨折进行固定 [12]。但笔者发现，许多仅进行韧带修补的患者发生了严重的并发症，因此建议即使是体积比较小的冠状突骨折，也需重建或支撑，以提供肘关节的内翻稳定性。

此外，还需要恢复高耸结节的稳定性。高耸结节的损伤常合并 MCL 的不稳定，因此需要进行手术干预。

治疗方式

非手术治疗

PMRI 和 PLRI 的非手术治疗基于许多方面。目前国际上发表的文献并没有明确推荐或反对哪一种方式。若肘关节没有持续性脱位、冠状突骨折块比较小，且患者依从性较好，可以选择非手术治疗。可以使用超声

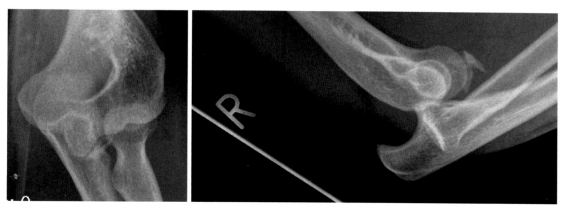

图 2.2　右肘关节脱位的正位与侧位片，可见肱骨滑车前方的冠状突骨折块

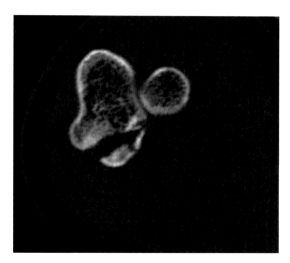

图 2.3　CT 检查可见冠状突及冠状突内侧的骨折块

或透视检查稳定性以明确适应证。如果冠状突骨折块较大，伴随肌肉损伤、持续性半脱位或脱位，则需要进行手术治疗。CT 检查可显示 X 线检查无法显示的关节不匹配。

冠状突前内侧面骨折

　　冠状突前内侧面骨折的非手术治疗，首先用石膏将肘关节固定于 90° 屈伸位、旋转中立位 1 周。然后，建议在康复师的帮助下每天进行 1 次被动活动范围的康复训练。1 周后，给患者佩戴白天使用的支具，将活动范围限制在肘关节稳定的活动范围内。6 周后，患者应在非负重下进行主动的屈伸活动，晚上仍可使用石膏固定。超出肘关节稳定活动范围的被动活动需要由康复医生完成。若出现捻发音，需考虑相关诊断或手术治疗。

　　臂部外展会产生内翻应力，应避免。

　　此外，G. King 等在其著作中提到，LCL 损伤的肘关节在旋前位稳定，冠状突骨折的肘关节在旋后位稳定，因此应在屈伸活动及制动时使肘关节保持旋转中立位。

　　笔者建议每周进行临床检查和影像学检查，以明确骨折移位程度和活动范围。若出现活动范围减小和（或）关节脱位 / 半脱位，则建议进行手术治疗。第 12 周前或充分恢复活动度之前，患者不应进行负重练习。

　　关于 PMRI 非手术治疗的文献较少。Doornberg 和 Ring 报道了 18 例冠状突前内侧面骨折的患者，平均随访 26 个月，3 例患者

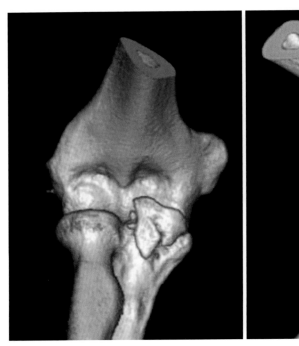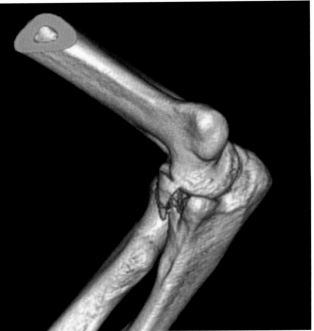

图 2.4　3D 重建 CT 检查可见 O'Driscoll Ⅱ 型冠状突骨折

接受非手术治疗，其中 2 例预后优，1 例预后中[13]。

由于骨折畸形愈合可导致持续性半脱位及继发性关节炎，且目前无较好的重建方式，因此笔者建议对大多数病例进行手术治疗。

PMRI 的手术治疗

手术治疗的适应证为关节不匹配、冠突前内侧面移位以及骨折块卡压在肘关节关节面之间。

可以在麻醉下检查肘关节的稳定性，在透视下明确应力下侧副韧带的稳定性和是否脱位。

手术时，可以使用手臂托，PMRI 最好选用内侧入路，需要肩关节旋转范围在 90°以上。或者，也可以将手臂放置于胸前。

术前建议行 CT 检查以明确骨折块的大小及数量。对主要骨折块（例如，内侧骨折块及大块的冠突尖部骨折块），建议进行稳定的固定。推荐使用 2.4 mm 锁定钢板和螺钉固定桡骨头和冠突。在固定骨折块后，使用缝合锚修复损伤的韧带结构（LCL），笔者一般使用 2.5~3.5 mm 直径的缝合锚。若高耸结节存在骨折，也需使用缝合锚，并结合 1.6 mm 和 2.0 mm 克氏针进行固定。

冠突骨折的手术入路为前方或内侧入路（图 2.5）。若仅需处理内侧结构，建议使用内侧入路，若需处理 LCL 和桡骨头，则推荐联合使用 Kocher 入路。

需小心处理尺神经，若术前存在尺神经炎症状，则需对尺神经进行减压并前置。当内侧存在内固定物时也建议前置尺神经。

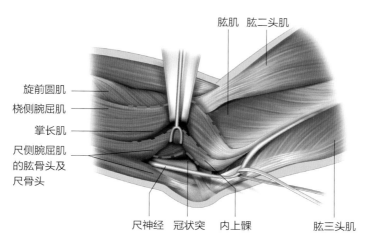

图 2.5　经肘关节内侧入路固定冠状突尖部

（图中标注）肱肌　肱二头肌　旋前圆肌　桡侧腕屈肌　掌长肌　尺侧腕屈肌的肱骨头及尺骨头　尺神经　冠状突　内上髁　肱三头肌

冠状突前内侧面的最佳入路位于尺侧腕屈肌的两个头之间。通过这一间隙，可同时重建高耸结节及 MCL。

若需重建冠状突尖部（Ⅱ型骨折），需要将屈肌–旋前肌群从内上髁和髁上嵴剥离。先用克氏针进行临时固定，透视下确认复位良好后使用空心钉或锁定钢板进行最终固定。需要对冠状突进行牢固固定，但不建议使用缝合固定（图 2.6）。

然后，在透视下施以轻度的外翻力以检查 LCL 的稳定性。若关节间隙明显增宽（大于 2 倍），则使用 Kocher 入路（图 2.7）进行重建，并使用缝合锚修复韧带结构（图2.6）。

最后，再次在透视下施加轻度的内翻或外翻应力以检查稳定性。若仍残留不稳定，则使用外固定架进行固定。

PLRI 的手术治疗

急性 PLRI 损伤可见 LCL 和 LUCL 撕裂，有时可见冠状突内侧面骨折，生物力学研究认为其为撞击挤压所造成的骨折。Kocher 入路穿过桡侧腕短伸肌–肘肌间隙，可以充分暴露髁上部位，可在外上髁的等距点置入缝合锚缝合韧带结构（图 2.6）。

若合并冠状突骨折，需对其进行切除或固定，以防止内翻不稳定。可在透视下施加轻度的内翻应力以检查是否存在不稳定。

手术技术与 PMRI 治疗近似。

术后护理与康复

手术时，将肘关节置于 90° 石膏中固定。术后第 1 天由康复师帮助患者开始进行被动活动。石膏固定至少 5 天，然后，使用可活动支具至术后第 6 周。建议白天使用支具，夜间使用石膏，直至术后第 14 天，以更好地消除肿胀。术后 2 周内的屈伸活动范围为 0° ~20° ~90°，不进行旋前或旋后运动；术后第 3~4 周屈伸活动范围为 0° ~10° ~110°，不限制旋前或旋后运动；术

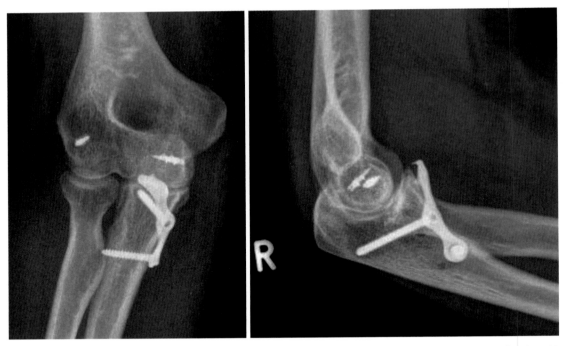

图 2.6　术后肘关节正侧位 X 线片，使用锁定钢板固定冠状突 II 型骨折，使用 2 枚缝合锚分别于内、外上髁固定屈肌腱及 LUCL

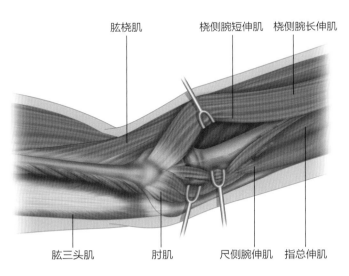

图 2.7　肘关节外侧 Kocher 入路和 Kaplan 入路

后第 5~6 周屈伸及旋转运动均不受限。术
后第 6 周后可进行负重练习。

预后及并发症

　　在将冠突骨折块进行稳定固定后，并发
症较少。若不能稳定固定骨折块，则可导致
关节半脱位及关节损伤。

　　尺神经对钢板或螺钉的接触较为敏感，
可导致尺神经炎，因此建议进行前置。

　　目前对 PLRI 和 PMRI 损伤的报道较
少。Doornberg 和 Ring 报道了一项回顾性
研究，67 例肘关节脱位患者中有 11 例存在
内翻 PMRI[14]。另一研究纳入了 18 例冠突
前内侧面骨折的患者，在解剖复位并稳定
固定骨折块后，其中 12 例获得优秀的临床
结果。

结论

　　PMRI 和 PLRI 损伤的发生率较低，应
注意不要漏诊。若手术治疗能解剖复位并稳
定固定，则可取得良好的临床疗效。

（译者：陈辰）

参考文献

1. Regan W, Morrey B. Fractures of the coronoid process of the ulna. J Bone Joint Surg Am. 1989;71(9):1348–54.
2. O'Driscoll SW, Jupiter JB, Cohen MS, et al. Difficult elbow fractures: pearls and pitfalls. Instr Course Lect. 2003;52:113–34.
3. Beingessner DM, Whitcomb Pollock J, King GJW. Introduction to posteromedial rotatory instability (PMRI) of the elbow 1304-Rockwood. 2014, Chapter 12.
4. Ring D, Jupiter JB, Zilberfarb J. Posterior dislocation of the elbow with fractures of the radial head and coronoid. J Bone Joint Surg Am. 2002;84A(4):547–51.
5. O'Driscoll SW, Morrey BF, Korinek S, et al. Elbow subluxation and dislocation. A spectrum of instability. Clin Orthop. 1992;280:186–97.
6. Dunning CE, Zarzour ZD, Patterson SD, et al. Muscle forces and pronation stabilize the lateral ligament deficient elbow. Clin Orthop. 2001;388:118–24.
7. Geyer M, Schoch C, Harnoß T. Therapiemölichkeiten der chronischen ligamentäen Ellenbogeninstabilitä. Arthroskopie. 2013;26:197–206.
8. Sanchez-Sotelo J, O'Driscoll SW, Morrey BF. Medial oblique compression fracture of the coronoid process of the ulna. J Shoulder Elbow Surg. 2005;14(1):60–4.
9. Ring D. Fractures of the coronoid process of the ulna. J Hand Surg Am. 2006;31(10):1679–89.
10. Taylor TK, Scham SM. A posteromedial approach to the proximal end of the ulna for the internal fixation of olecranon fractures. J Trauma. 1969;9(7):594–602.
11. Lindenhovius A, Karanicolas PJ, Bhandari M, et al. Interobserver reliability of coronoid fracture classification: two-dimensional versus three-dimensional computed tomography. J Hand Surg Am. 2009;34(9):1640–6.
12. Pollock JW, Brownhill J, Ferreira L, et al. The effect of anteromedial facet fractures of the coronoid and lateral collateral ligament injury on elbow stability and kinematics. J Bone Joint Surg Am. 2009;91(6):1448–58.
13. Doornberg JN, Ring DC. Fracture of the anteromedial facet of the coronoid process. J Bone Joint Surg Am. 2006;88(10):2216–24.
14. Doornberg JN, Ring D. Coronoid fracture patterns. J Hand Surg Am. 2006;31(1):45–52.

第 3 章　肱骨远端骨折

流行病学

肱骨远端骨折是一种少见而严重的骨折，成年人的发病率为每年 5.7/10 万，所有骨折患者中仅 2%~3% 为肱骨远端骨折[1]。为了确保肘关节功能良好，大部分肱骨远端骨折需要手术治疗。在年轻患者中，男性居多，大多是高能量损伤。老年患者大多是低能量损伤。肱骨远端骨折多见于女性和骨质疏松患者。骨质疏松给肱骨远端骨折的手术治疗带来了挑战。在一项近期的研究中，Palvanen 等 报 道，1970—1998 年，60 岁以上女性的肱骨远端骨折的发病率从每年 12/10 万增加到 34/10 万[2]。

因为老年人肱骨远端骨折的发病率增加，所以治疗上不得不考虑骨质疏松骨质的固定方法，也可能使用关节置换术（例如，肱骨远端半关节置换或全肘关节置换）。另外，还需要考虑对老年人本身骨质疏松的治疗[3]。治疗的主要目标是重建完整的肘关节功能，既要活动自如，又要没有疼痛。

分型

肱骨远端骨折可以分为髁上骨折、通髁骨折、髁间骨折、髁骨折（内髁和外髁）、关节面骨折（肱骨小头和滑车）及上髁骨折。

肱骨远端骨折最常用的分型是 AO 分型，将肱骨远端骨折分为 3 型。

A 型是关节外骨折，累及骨突和干骺端。

B 型是部分关节内骨折，仅累及一个柱（桡侧或尺侧）。

C 型是关节内骨折，累及桡侧和尺侧两个柱。

每类骨折又分别被细分为 3 个亚型（图 3.1 ）。

根据 Dubberley 分型，发生于冠状面上的 AOB3 型肱骨远端骨折又根据肱骨小头和滑车损伤情况分为 3 种骨折类型（表 3.1，图 3.2 ）[4]。

症状和诊断

肱骨远端骨折患者肘关节疼痛严重且不

13-A1 撕脱骨折

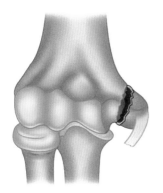

13-A2 简单骨折

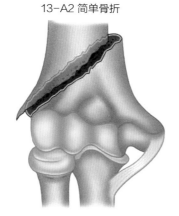

13-A3 粉碎性骨折

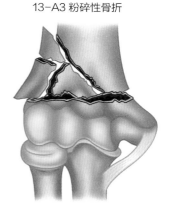

13-B1 外侧矢状面骨折

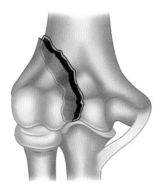

13-B2 内侧矢状面骨折

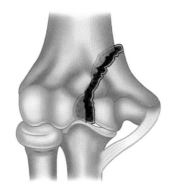

13-B3 冠状面骨折

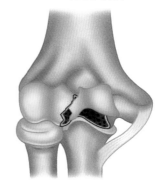

13-C1 简单骨折

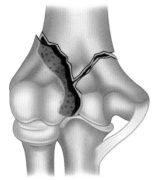

13-C2 干骺端粉碎

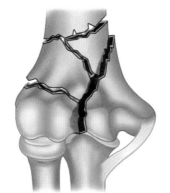

13-C3 关节面粉碎

图 3.1　肱骨远端骨折的 AO 分型

表 3.1　AO B3 型肱骨远端骨折的 Dubberley 分型 [4]

分型	骨折特点
I	肱骨小头骨折，包含肱骨滑车外侧缘的骨折
II	骨折后肱骨小头和肱骨滑车是一整块骨片
III	肱骨小头和肱骨滑车粉碎性骨折

图 3.2　AO B3 型肱骨远端
骨折的 Dubberley 分型 [4]

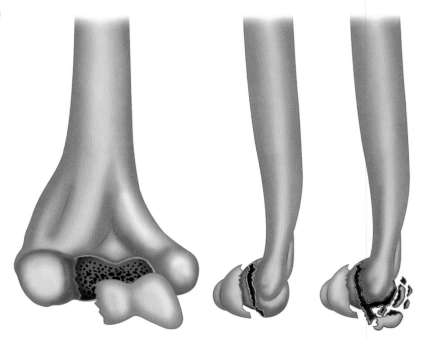

能活动，常常用健侧手臂保护伤侧。采集病
史后检查患肢是否存在开放伤。检查肢体血
供并排除伴发的血管和神经损伤。检查后用
石膏保护患肢，并给予患者足够的镇痛药。

　　前后位和侧位 X 线片是诊断检查的第
一步。如果 X 线片不能清晰描述骨折类
型，或者骨折累及关节面（AO B 型和 C
型），那么必须进行 CT 检查。CT 可以使医
生更好地理解骨折状况，有利于制订手术计
划。如果怀疑伴发血管损伤，那么必须进行
多普勒超声检查或 CT 血管造影检查。

　　目前，MRI 在肱骨远端骨折的诊断中
用处不大。

损伤类型和与手术相关的解剖学

　　因为肘关节周围解剖复杂且软组织覆盖
少，开放性骨折和血管及神经损伤常见。解

剖上，肱骨远端呈三角形，包含两个柱 [6]。

　　内侧柱包含内上髁和肱骨滑车的内侧部
分，内上髁不组成关节面，是前臂屈肌的起
点；外侧柱包含肱骨小头和近端的外上髁，
外上髁是前臂伸肌的起点。

　　从侧面看，肱骨滑车和肱骨小头的关
节面与肱骨长轴呈 40° 角前倾，滑车轴外旋
3°~8° 且外翻 4°~8° [6-7]。

非手术治疗

　　因为大多数肱骨远端骨折是关节附近
的移位骨折，所以非手术治疗的情况非常
罕见。

　　如果可以保证肘关节的功能康复，那么
无移位的肱骨远端骨折可以考虑非手术治
疗。然而，制动时间过长可能造成肘关节
僵硬。

因此，肱骨远端骨折的非手术治疗只适用于稳定、无移位的骨折，或者患者有一般手术禁忌证，例如有严重的合并症。这一观点被广泛接受，而且有文献支持。多项研究证明手术治疗后患者满意率高，并发症发生率可接受[8-10]。

两项 3 级研究对比了肱骨远端骨折患者手术和非手术治疗后的功能结果。Nauth 等对这两项研究进行了汇总分析，显示非手术治疗患者对治疗结果不满意的概率比手术治疗患者高 3 倍[11-12]。Robinson 等进行了一项回顾性研究，对比了 273 例手术治疗患者和 47 例非手术治疗患者的治疗结果，发现非手术治疗的不愈合率比手术治疗高 6 倍，延迟愈合率比手术治疗高 4 倍[13]。Aitken 等严格筛选了 42 例肱骨远端骨折患者进行非手术治疗，短期结果显示，Broberg-Morrey 评分在受伤 6 周时为 42 分，在受伤 3 个月时为 67 分。在长期随访患者中，DASH 评分的基础屈肘功能结果为，在受伤 4 年后仍存活的患者（共 20 人）中，38% 的患者手可以碰到嘴，95% 的患者手可以碰到臀部。伤后 1 年不愈合率高达 47%[13]。

因此，肱骨远端骨折的非手术治疗仅适用于无移位骨折或身体状况差且功能要求低的患者。非手术治疗需要将肘关节石膏制动 2~3 周，随后进行轻柔被动的全范围关节活动。3 周后，摘掉石膏，进行被动活动。从第 6 周开始，允许肘关节主动活动。在这 6 周之内，必须进行密切的临床随访和神经监测。同时，必须定期进行 X 线检查来排除继发性关节脱位。

手术治疗

除了重建关节的完整性，任何手术的目标都包括维持关节的稳定性，这样才有利于后续的功能康复。目前，根据 AO 原则切开复位内固定是肱骨远端骨折的标准治疗方法。经皮克氏针内固定等微创治疗不能维持关节的稳定性，因此不能用于成年人骨折的治疗。如果可以，应该在伤后 24 小时内重建关节。可以实现早期关节活动的稳定骨折固定有利于早期功能康复，这是获得良好关节功能的基础，也降低了感染或异位骨化等并发症的发生率。

严重软组织损伤、开放性骨折、血管神经损伤和骨筋膜室综合征都是急诊手术的适应证。肘关节外固定架在这类急诊手术中备受青睐。

手术入路

手术入路的选择取决于计划使用的固定种类。

外侧入路

外侧入路用于：①外侧关节外骨折（AOA1.1 型）；②外上髁的部分关节骨折（AOB1 型）；③冠状面的剪切骨折（AOB3 型）。

患者仰卧位，在桌子上做手术。自肱骨外上髁近端 3~5 cm 做一皮肤切口，沿尺侧腕伸肌下缘向远端延伸。接下来，必须找到前臂后皮神经。前臂后皮神经在深筋膜浅层走行于外上髁腹侧约 2 cm 处。然后，切开皮下组织。暴露深筋膜后，在尺侧腕伸肌和肘肌之间劈开深筋膜，关节囊即可暴露，随后，纵向劈开关节囊。切口可以沿外侧肌间隔向近端延伸，沿骨膜下剥离肱桡肌和桡侧腕长伸肌，并将其拉向肘关节屈曲侧。

内侧入路

内侧入路用于：①尺侧关节外骨折（AOA1.2 型）；②内上髁部分关节骨折（AOB2 型）。

患者仰卧位，手臂置于桌上。皮肤切口从内上髁近端约 5 cm 延伸到内上髁远端约 10 cm。劈开皮下组织即可暴露内侧肌间隔。内侧肌间隔跨过内上髁，沿髁上嵴向近端延伸，分隔屈伸肌群。术者必须注意前臂内侧皮神经，该神经走行于深筋膜浅层。接下来，于切口近端暴露尺神经，并向远端游离尺神经至第一运动支发出处。然后，沿内侧肌间隔劈开肌群。最后，沿长轴劈开关节囊。

后方入路

后方入路是标准入路，可以暴露整个肘关节。内外侧入路都可以通过背侧入路显露。因此，后方入路被认为不需要其他皮肤切口辅助。此外，后方入路的另一个优势是，除尺神经外的其他重要神经和血管都不经过背侧，因此术中不会伤到这些结构。后方入路的关键操作是如何处理肱三头肌肌腱。总体上，有 4 种基础的处理办法：尺骨鹰嘴截骨；劈开肌肉（劈肱三头肌入路）；牵开肌肉（反折肱三头肌入路）；保留肱三头肌的附着，从内、外侧平行肌肉显露（平行肱三头肌入路）。使用后方入路时，患者可以取俯卧位或侧卧位。侧卧位时，手臂置于胸部，位于术者对侧的助手抓持患者手臂。术中肘关节必须屈曲超过 90°。

皮肤切口起自鹰嘴尖近端，向远端延伸。鹰嘴处的皮肤切口中部需要弧向桡侧以绕开鹰嘴，这是为了避免影响伤口愈合的并发症。鹰嘴处的皮肤切口直达深筋膜。这样，内、外侧软组织瓣都有足够血供，可降低与切口愈合有关的并发症的风险。切开深筋膜后，必须在切口近端显露尺神经，并根据需要向远端显露，直至第一运动支分出。

鹰嘴截骨

切开软组织后，用摆锯在鹰嘴处做 V 形截骨，V 形开口朝向近端。不要切透，最后的骨质用骨刀截断，这样鹰嘴处骨质丢失量少，利于手术结束时复位鹰嘴。此外，建议在解剖裸区进行截骨，这样可减少不必要的关节软骨破坏。必要时用克氏针或钻孔标记 V 形的顶点。截骨从 V 形顶点向两侧 40° 方向进行。完成截骨后，向近端拉开伸肘结构，暴露肱骨远端。这样可以很好地暴露关节。可以通过剥离侧副韧带进一步显露术野。向近端解剖肱三头肌时，术者必须注意桡神经。重建关节面后，要稳定固定鹰嘴截骨，稳定程度必须足够允许早期活动。有多种鹰嘴截骨的固定方法，无论使用何种方法（例如，张力带、角稳定接骨板、髓内钉），截骨复位后关节面绝对不能有台阶。

劈肱三头肌入路

从鹰嘴尖近端大约 8 cm 开始劈开肱三

头肌，沿后正中越过鹰嘴，在尺骨后缘上侧向远端延伸 4~5 cm。肱三头肌肌腱内侧与前臂屈肌连续，外侧与肘肌和前臂伸肌连续。在这一区域内，必须从骨膜下锐性剥离软组织，保持软组织瓣的完整性。此时，肱三头肌的两部分可以被翻起，根据需要可以使关节分离。也可以将肱三头肌肌腱连同其鹰嘴处附着的小块骨片一同卸下。肱骨远端骨折固定完成后，必须妥当地修复肱三头肌肌腱的附着，推荐经骨打孔缝合。例如，在尺骨背侧缘钻一个 2.0 mm 的孔，借此将肱三头肌肌腱牢固地附着。

Bryan-Morrey 反折肱三头肌入路

松解尺神经后，在骨膜下从内到外将肱三头肌肌腱剥离尺骨近端，并保持肱三头肌与前臂软组织瓣的连续性。在骨膜下将肘肌剥离尺骨外侧缘，并保持肘肌和前臂伸肌结构的连续性。切断内侧副韧带后，肘关节即可脱位。必要时可以松解外侧副韧带。肱三头肌附着于鹰嘴的小块骨片可以和肌腱一同卸下，就像在劈肱三头肌入路中那样。手术结束时，韧带必须牢固修复。同时，重建鹰嘴处伸肌结构的完整性也要引起重视，必须经骨打孔缝合。

肱三头肌两侧入路

找到内外侧肌间隔，保护尺神经。在内侧肌间隔，沿尺神经向近端显露，将肱三头肌拉向桡侧。在外侧肌间隔，切开肱三头肌筋膜，将肱三头肌沿外侧肌间隔和肱骨拉向尺侧。用纱布包绕分离整个肱三头肌。然后，通过向内侧或外侧牵拉肱三头肌来暴露

肱骨远端。

在关节水平，必要时可以松解侧副韧带和屈、伸肌起止点。保留肱三头肌的入路对关节的显露比较有限。骨折固定后，必须重新固定韧带和肌群。

骨折固定

外固定

除了大范围开放伤或严重闭合软组织伤外，外固定架主要用于术后仍不稳定或多发创伤的患者。外固定的功能是快速、临时稳定肘关节。外固定架在肱骨远端骨折治疗中的作用非常有限，因为外固定无法实现解剖复位，且长时间固定会严重限制肘关节的活动。因此，外固定架仅用于临时固定肘关节，条件允许时应及时换成内固定物。肘关节外固定架的标准结构包含 4 枚 Schanz 螺钉（肱骨和尺骨上各 2 枚）。将螺钉置入肱骨干时要注意保护桡神经。Schanz 螺钉在肱骨前外侧桡神经走行处近端置入。置入螺钉时，皮肤切口要足够大，应钝性分离至骨面，必须使用套筒保护神经。

在将 Schanz 螺钉置入尺骨时，前臂取旋转中立位，在尺骨近 1/3 段后外侧置入 2 枚螺钉。尺骨容易被识别和触及，桡骨干则应该刚好被螺钉卡住，这样可以限制前臂旋转。如果采用三管模块技术固定外固定架，那么外固定架可以很容易地转变为可活动的外固定架，只需安装活动架。使用这种技术的外固定架可用于肘关节长时间不稳定的患者。

克氏针固定

克氏针固定肱骨远端骨折仅用于儿童。

螺钉固定

不使用接骨板而只用螺钉固定骨折仅适用于部分关节内骨折或上髁的撕脱骨折。有不同尺寸的小骨块空心螺钉可供选择。根据骨折固定原则，推荐使用平行或发散的 2 枚螺钉，这样可确保旋转稳定性。在治疗复杂的粉碎性骨折，尤其是冠状面的剪切骨折时，使用埋头微型螺钉（2.0 mm），将钉头埋于关节软骨面深方。

髓内钉固定

若远端骨折块足够大，则可以使用髓内钉治疗 AOA2 型和 A3 型骨折。髓内钉固定的优势是微创。顺行置入髓内钉的缺点是会损伤肩袖。如果远端骨折块短，那么很难用髓内钉远端的 2 枚锁定螺栓保证旋转稳定性。因此，髓内钉固定不是治疗肱骨远端骨折的首选治疗方式。

接骨板固定

过去，角度稳定接骨板是治疗肱骨远端关节内骨折的金标准。Helfet 和 Hotchkiss 曾证明，无论使用什么类型的接骨板（1/3 管形板或重建板），双接骨板的稳定性明显强于螺钉固定或单接骨板固定[14]。

最近几年，出现了专门用于肱骨远端骨折的新型接骨板固定系统（LCP®，辛迪斯）。对于干骺端粉碎 / 缺损、关节破坏严重和骨质疏松的肱骨远端骨折病例的治疗，解剖板和角度稳定接骨板带来了新的治疗选择。这些接骨板具有多轴系统，近端是 3.5 mm 传统螺钉或角度稳定螺钉（锁定螺钉），远端是 2.7 mm 螺钉。后外侧接骨板可以从外上髁由外向内置入螺钉来固定关节面骨块。这种接骨板外形贴合骨面，缩短了手术时间，但费用相对较高。对于部分关节内骨折（AOB1 型和 B2 型）和干骺端骨折（AOA2 型和 A3 型），单接骨板就已足够。完全关节内骨折（AOC1–3 型）需要双接骨板。最近，争论的焦点是两块接骨板的相对位置——两块板要么垂直放置，要么平行放置。使用非角度稳定接骨板时，平行放置的优势明显[15]。使用角度稳定接骨板时，平行放置和垂直放置没有显著差异[16]。平行放置接骨板可能影响螺钉置入。使用双接骨板时，后外侧（桡侧）接骨板近端应该富余 2 枚螺钉孔，以避免应力集中。

特定类型骨折的治疗

必须保证肘关节的骨折解剖复位，且骨折和韧带稳定固定，才可获得良好的功能恢复。因为骨折的固定方法取决于骨折分型，所以明确骨折分型对制订术前计划非常重要。

髁上骨折（AO 分型：AO 13-A2 和 AO 13-A3）

肱骨远端干骺端骨折的标准手术方法是

双接骨板固定。髁上骨折可以采用肱三头肌两侧入路，这样保留了伸肘结构的完整性。解剖复位后用角度稳定锁定接骨板固定，可根据术者习惯选择垂直或平行放置接骨板（图 3.3）。为了保证稳定性，每块固定骨折远、近端主要骨块的接骨板上都至少有 2 枚螺钉。

上髁骨折（AO 分型：AO 13-A1）

内外上髁骨折是由韧带撕脱造成的。肌肉牵拉会造成骨块移位，所以即使移位很小也应该固定骨块。通过内、外侧入路复位骨块，并用螺钉固定。为了增强旋转稳定性，应尽可能地用 2 枚螺钉或 1 枚螺钉加 1 枚克

图 3.3　髁上骨折（AO 13-A2）。标准手术方法：垂直放置接骨板，用螺钉固定内外侧柱，采用肱三头肌两侧入路

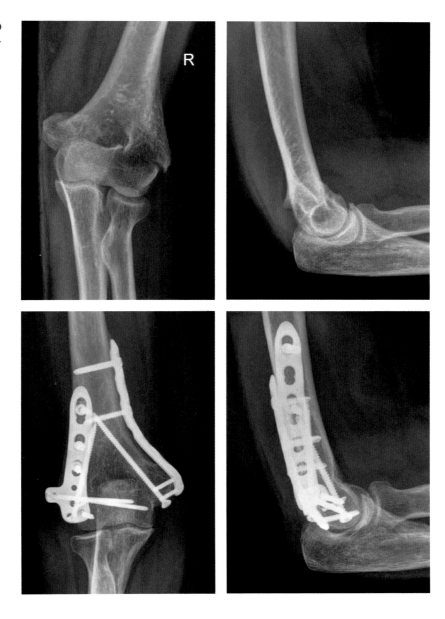

氏针固定骨块（图3.4）。治疗内上髁的撕脱骨折时，必须注意尺神经的走行。

部分关节内单髁骨折（AO 分型：AO 13-B1 和 AO 13-B2）

　　根据骨块位置选择外侧或内侧入路。螺钉固定加角度稳定接骨板保护可以实现稳定固定。仅用 1 枚螺钉固定的方法已经被淘汰，尤其对于骨质疏松的患者，骨质差将导致内固定失效率增高。

部分关节内冠状位骨折 / 剪切骨折（AO 分型：AO 13-B3）

　　标准的外侧入路经常无法看清这类复杂骨折的全貌，常需联合使用内侧入路。对于这类骨折，制订术前计划时需要进行 CT 检查加 3D 重建 CT 检查以了解骨折的严重性。解剖复位骨折后，可以用克氏针临时固定，再根据骨折形态，使用埋头微型螺钉（2.0 mm）从关节面固定（图3.5）。如果肱骨小头骨折块较大，可以从后外侧经接骨板

图3.4　内上髁骨折（AO 13-A1）。切开复位，用小螺钉加克氏针固定

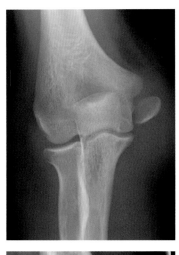
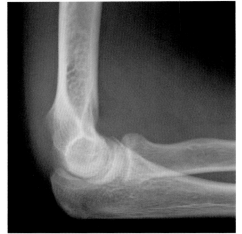
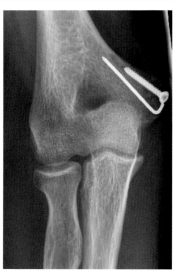
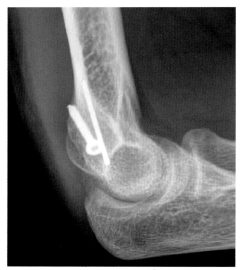

自后向前置入螺钉固定骨块。

完全关节内骨折

关节内骨折的固定目标是恢复平整的关节面。无论采取什么入路，都推荐使用角度

稳定接骨板。经典的手术步骤为，首先复位固定关节面。完整的尺桡骨可以作为长度和方向的模板。对于带着关节面的骨块，先用克氏针临时固定，再加压固定。可能的话，从桡侧加压固定骨块。螺钉长轴应平行于关节面。固定关节面后，用螺钉或角度稳定接

图 3.5　肱骨远端剪切骨折（AO 13–B3）。切开复位，并用埋头微型螺钉固定

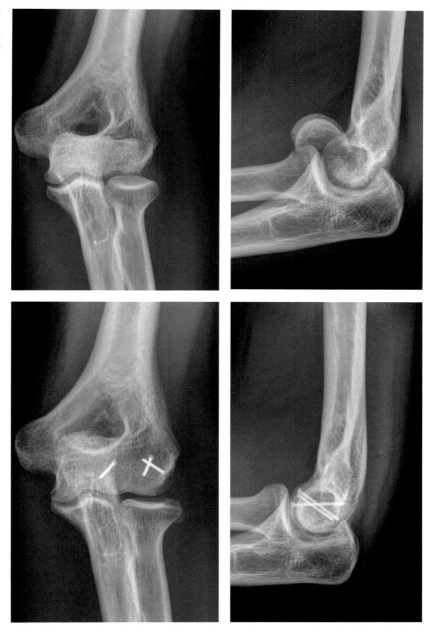

骨板链接固定关节面和骨干（图 3.6）。根据干骺端的骨折形态和骨缺损状态，可以适当短缩固定（图 3.7）。如果干骺端存在明显骨缺损，也可以采用自体骨（从髂嵴背侧取骨）植骨。接骨板长度应可以容纳至少 3 枚双皮质螺钉以固定近端主要骨块（肱骨干）（图 3.8）。此外，应避免使用两块长度相同的接骨板，以免应力集中。

老年患者的治疗

即使是老年患者，解剖复位和稳定固定依然是治疗的首要目标，这是早期功能康复的前提，尤其是日常活动（如拄拐杖）的恢复。角度稳定接骨板可以为骨质疏松患者的骨折固定提供稳定性[17-18]。老年患者的大部分并发症源于骨质差所导致的内固定失

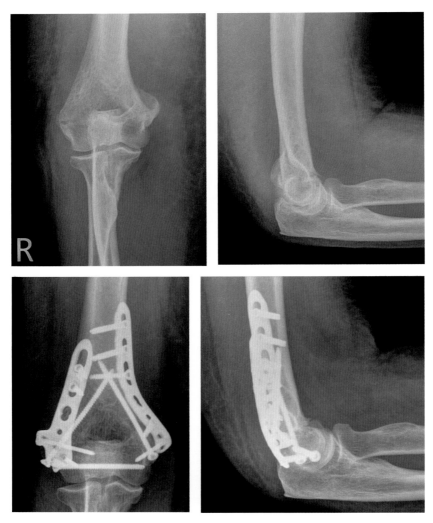

图 3.6　肱骨髁间骨折（AO 13-C1）。先用平行于关节面的螺钉固定带着关节面的骨块，再使用传统的相互垂直的两块接骨板联合螺钉固定。采用肱三头肌两侧入路

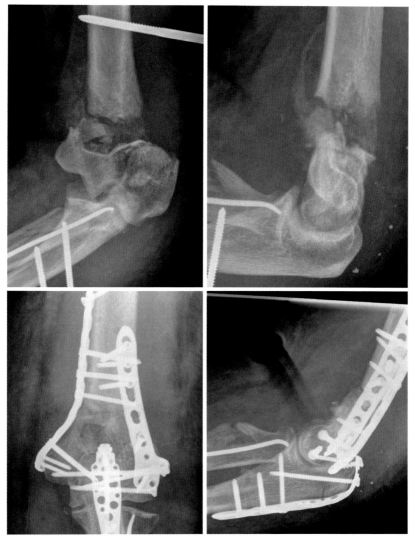

图 3.7　开放性复杂肱骨远端骨折（AO 13-C2）。切开复位，因为干骺端缺损，所以采用短缩固定

效、复位丢失。因此，部分病例可以使用支具或可活动支架进行术后制动。如果因为骨块粉碎或骨质差而无法重建关节，那么可以考虑关节置换。

康复

　　为了避免肘关节僵硬，应根据手术固定的稳定性尽早开始按照康复理疗计划。手术结束后，先用上臂夹板或肘关节支具制动肘关节，术后第 2 天更换固定物并进行 X 线检查复查。正常情况下，术后第 2 天就可以在康复师的监护下进行肘关节主、被动活动。术后，夜间应该佩戴支具或石膏 6 周，日间可以根据术者的经验判断适当摘下支具或石膏。术后 6 周，患者应避免提重物、搬

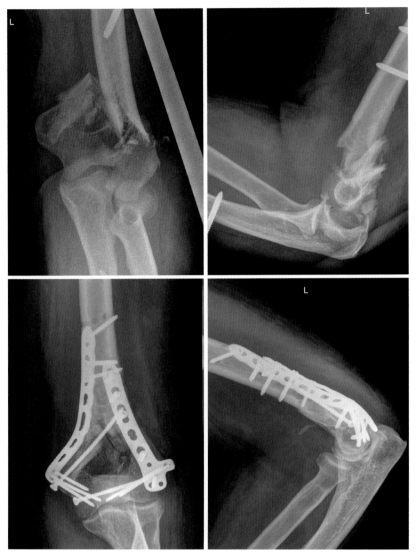

图 3.8　复杂肱骨远端骨折（AO 13–C3）。传统的垂直放置双接骨板。采用肱三头肌两侧入路

重物、轴向支撑等给肘关节施加应力的活动。除了可以给予患者足够的镇痛治疗，冷疗可以减轻患者的主观疼痛。可以用 AV 泵、抬高患肢和淋巴引流的方法减轻水肿。异位骨化形成可能在后期限制关节活动。因此，应常规使用吲哚美辛 50 mg，每天 2 次

给药，使用 14 天预防异位骨化。

术后并发症

肱骨远端骨折术后并发症的发生率高达 30%[19]。常见并发症如下。

异位骨化

文献报道，临床相关的引起肘关节活动受限的异位骨化发生率为 14%[20]。为防止异位骨化，应该从受伤当天开始使用吲哚美辛 50 mg，每天 2 次给药，使用 14 天。

神经损伤

在创伤造成的神经损伤中，最常见的是桡神经损伤，在术中和术后医源性神经损伤中，最常见的是尺神经[19]。应该从手术刚开始进行暴露时就对尺神经采取保护措施，并将尺神经一直向远端暴露至第一肌支。若内固定物及骨块对尺神经没有机械刺激，则可以将尺神经留在原位。否则，应该切开肌间隔，将尺神经前移至皮下。

肘关节僵硬

Morrey 认为肘关节的功能性活动范围是屈伸 0°~30°~130°，旋前旋后 50°~0°~50°，因为这个活动范围可以满足 90% 的日常活动[21]。引起肘关节僵硬的原因可分为关节外因素（异位骨化、关节囊纤维化、肌肉挛缩）和关节内因素（骨刺、关节不匹配、粘连）。大多数肘关节僵硬是由多种原因共同造成的。早期功能康复对避免僵硬来说是必要的，其前提是稳定的骨折固定。对肘关节僵硬的治疗，首先要尽可能使用非手术治疗方法；其次，在准备手术（关节镜或切开）松解肘关节前，要准确判断关节活动受限的原因。

感染

感染率取决于最初的软组织创伤的严重程度和治疗时间。文献报道，肱骨远端骨折手术治疗的感染率为 12%[22]。感染的临床体征包括伤口不愈合、红、肿、有脓性分泌物。如果发现感染，要先清创，去除感染物和所有内固定物，穿针固定肘关节，必要时使用外固定架。

假关节

肱骨远端骨折很少见到延迟愈合或不愈合的情况，文献报道其发生率为 2%~10%[23]。此时，可采用翻修术，翻修术的目标是重建关节功能，需要植骨内固定。而对于骨质差、可能发生内固定失效的老年患者，应该考虑采用关节置换术。

（译者：李国坤）

参考文献

1. Robinson CM, Hill RM, Jacobs N, Dall G, Court-Brown CM. Adult distal humeral metaphyseal fractures: epidemiology and results of treatment. J Orthop Trauma. 2003;17:38–47.
2. Palvanen M, Kannus P, Niemi S, Parkkari J. Secular trends in distal humeral fractures of elderly women: nationwide statistics in Finland between 1970 and 2007. Bone. 2010;46:1355–8.
3. Nauth A, McKee MD, Ristevski B, Hall J, Schemitsch EH. Distal humeral fractures in adults. J Bone Joint Surg Am. 2011;93:686–700.
4. Dubberley JH, Faber KJ, Macdermid JC, Patterson SD, King GJ. Outcome after open reduction and internal fixation of capitellar and trochlear fractures. J Bone Joint Surg Am. 2006;88:46–54.
5. Goncalves LB, Ring DC. Fractures of the humeral trochlea: case presentations and review. J Shoulder Elb

Surg. 2016;25:e151–5.

6. Jupiter JB, Mehne DK. Fractures of the distal humerus. Orthopedics. 1992;15:825–33.

7. Anglen J. Distal humerus fractures. J Am Acad Orthop Surg. 2005;13:291–7.

8. Atalar AC, Demirhan M, Salduz A, Kilicoglu O, Seyahi A. Functional results of the parallel-plate technique for complex distal humerus fractures. Acta Orthop Traumatol Turc. 2009;43:21–7.

9. Theivendran K, Duggan PJ, Deshmukh SC. Surgical treatment of complex distal humeral fractures: functional outcome after internal fixation using precontoured anatomic plates. J Shoulder Elb Surg. 2010;19:524–32.

10. Sanchez-Sotelo J, Torchia ME, O'Driscoll SW. Complex distal humeral fractures: internal fixation with a principle-based parallel-plate technique. J Bone Joint Surg Am. 2007;89:961–9.

11. Srinivasan K, Agarwal M, Matthews SJ, Giannoudis PV. Fractures of the distal humerus in the elderly: is internal fixation the treatment of choice? Clin Orthop Relat Res. 2005;434:222–30.

12. Zagorski JB, Jennings JJ, Burkhalter WE, Uribe JW. Comminuted intraarticular fractures of the distal humeral condyles. Surgical vs. nonsurgical treatment. Clin Orthop Relat Res. 1986;202:197–204.

13. Aitken SA, Jenkins PJ, Rymaszewski L. Revisiting the 'bag of bones': functional outcome after the conservative management of a fracture of the distal humerus. Bone Joint J. 2015;97-B:1132–8.

14. Helfet DL, Hotchkiss RN. Internal fixation of the distal humerus: a biomechanical comparison of methods. J Orthop Trauma. 1990;4:260–4.

15. Arnander MW, Reeves A, MacLeod IA, et al. A biomechanical comparison of plate configuration in distal humerus fractures. J Orthop Trauma. 2008;22:332–6.

16. Shin SJ, Sohn HS, Do NH. A clinical comparison of two different double plating methods for intraarticular distal humerus fractures. J Shoulder Elbow Surg. 2010;19:2–9.

17. Korner J, Diederichs G, Arzdorf M, et al. A biomechanical evaluation of methods of distal humerus fracture fixation using locking compression plates versus conventional reconstruction plates. J Orthop Trauma. 2004;18:286–93.

18. Voigt C, Rank C, Waizner K, et al. Biomechanical testing of a new plate system for the distal humerus compared to two well-established implants. Int Orthop. 2013;37:667–72.

19. Jupiter JB. Complex fractures of the distal part of the humerus and associated complications. Instr Course Lect. 1995;44:187–98.

20. Douglas K, Cannada LK, Archer KR, et al. Incidence and risk factors of heterotopic ossification following major elbow trauma. Orthopedics. 2012;35:e815–22.

21. Clement H, Pichler W, Tesch NP, et al. Anatomical basis of the risk of radial nerve injury related to the technique of external fixation applied to the distal humerus. Surg Radiol Anat. 2010;32:221–4.

22. Chen NC, Julka A. Hinged external fixation of the elbow. Hand Clin. 2010;26:423–33, vii.

23. Siebenlist S, Reeps C, Kraus T, et al. Brachial artery transection caused by closed elbow dislocation in a mature in-line skater: a case report with review of the literature. Knee Surg Sports Traumatol Arthrosc. 2010;18:1667–70.

第4章　尺骨近端骨折

流行病学

尺骨鹰嘴的位置特点导致它易于发生骨折。鹰嘴骨折可使伸肌装置断裂，严重限制肘关节功能（例如，不能将手伸过头顶或推开椅子）（图 4.1）。鹰嘴骨折是成年人常见的骨折，占全部肘关节骨折的 10%~20%[1-2]。简单移位骨折是最常见的骨折类型，年发生率在 1.08/10 000 左右[1]。最常见的损伤机制是屈肘时摔倒导致的直接暴力损伤[3]。另外，肱三头肌牵拉造成的间接暴力损伤也可导致鹰嘴骨折。鹰嘴骨折的发生率在男性和女性之间没有差异，但男性尺骨近端骨折常发生在更年轻的时候，也常因高能量损伤导致更复杂的损伤类型。在老年女性患者中，尺骨鹰嘴骨折常因骨质较差发生于低能量损伤中。

分型

Mayo 分型十分简单，可重复性高，而且可根据不同分型推荐不同的治疗方案（图 4.2）[4]。因此，Mayo 分型在临床中的使用比其他分型更为广泛。Mayo 分型将鹰嘴骨折分为 3 种类型（表 4.1）。

表 4.1　鹰嘴骨折 Mayo 分型

Ⅰ 型	无移位骨折	5%
Ⅱ 型	移位骨折，肘关节稳定	85%
Ⅲ 型	移位骨折，肘关节不稳定	10%

注：例如，经鹰嘴骨折脱位、孟氏损伤和类孟氏损伤

每种骨折类型都可以进一步分为简单（A）和粉碎（B）两种。Colton 等认为，移位小于 2 mm 的骨折可以被认为是 Ⅰ 型骨折[5]。由于均没有明显移位，Ⅰ A 型和 Ⅰ B 型骨折可以被认为是同一种类型。

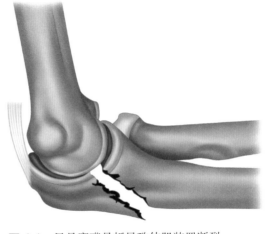

图 4.1　尺骨鹰嘴骨折导致伸肌装置断裂

AO 分型相对复杂，且无法提供治疗建　议，因此临床应用有限（图 4.3）^[6]。

图 4.2　鹰嘴骨折 Mayo 分型

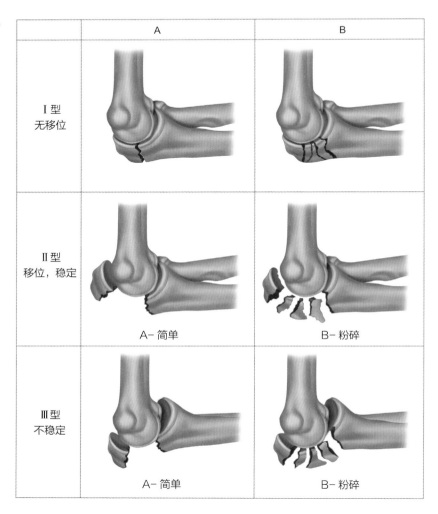

图 4.3　前臂近端骨折 AO 分型

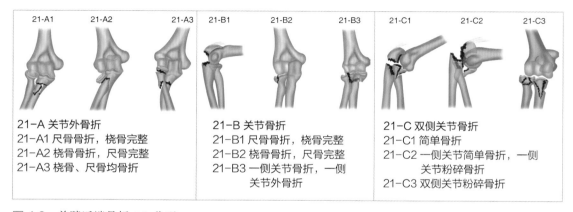

症状和诊断

对怀疑尺骨近端骨折的患者，临床检查应该从仔细的视诊以排除开放性伤口开始，由于鹰嘴表面的软组织较薄，这类骨折常为开放性骨折。一般可以很轻易地看出较瘦患者的骨折。如果难以通过肉眼观察到骨折，则应该轻柔触诊以寻找骨折端和潜在的合并损伤，如桡骨头骨折。如果无法通过肉眼识别骨折，可以嘱患者头后伸肘以检验伸肌装置的完整性。必须排除任何神经及血管损伤，尤其是尺神经损伤，因为该神经距离尺骨近端较近。

诊断简单鹰嘴骨折时，正侧位平片是足够的，但一定要排除合并桡骨头骨折、高耸结节骨折和冠突骨折的情况。对于复杂鹰嘴骨折，CT 检查和 2D 及 3D 重建 CT 检查是必要的。CT 检查有利于寻找中间关节面骨块。

损伤类型和与手术相关的解剖学

简单鹰嘴骨折（Mayo Ⅰ 型或 Ⅱ 型）累及由冠突和鹰嘴组成的半月切迹或乙状切迹，该切迹被裸区（该区域没有软骨覆盖）分开（图 4.4）。重建鹰嘴时一定要充分注意裸区，否则乙状切迹会变窄，导致鹰嘴与肱骨滑车不匹配（图 4.5）。

尺骨近端复杂骨折类型（Mayo Ⅲ 型）包括经鹰嘴骨折脱位、孟氏骨折和类孟氏损伤。

- 经鹰嘴骨折脱位：尺骨近端骨折合并肱尺关节前脱位，上尺桡关节完整。

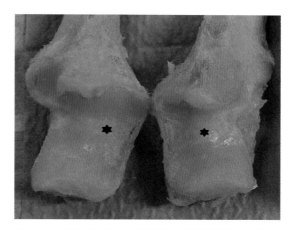

图 4.4　两个不同标本的裸区（颜色更浅的区域，星形标记），注意裸区形状和大小的变异

- 孟氏骨折：尺骨近端骨折合并上尺桡关节脱位，无肱尺关节脱位（参见本书第 6 章 "孟氏骨折与类孟氏损伤"）。
- 类孟氏损伤：孟氏骨折合并桡骨头骨折。

除鹰嘴的损伤以外，经鹰嘴骨折脱位还常包括其他重要肘关节稳定结构的损伤，如冠状突、高耸结节和旋后肌嵴。

- 鹰嘴阻止前臂前脱位，同时也是抵抗内外翻应力的重要稳定结构，尤其在伸肘状态下。肱三头肌跨过鹰嘴尖，允许完全伸肘时鹰嘴尖进入鹰嘴窝 [7-8]。
- 冠状突是抵抗后脱位和轴向脱位的重要稳定结构，而且内侧副韧带前束和环状韧带止于冠状突 [9]。
- 高耸结节是冠状突的内侧延伸，内侧副韧带前束止于该处 [10]（图 4.6）。
- 旋后肌嵴是乙状切迹的外侧远端延伸。除旋后肌外，外侧副韧带也止于

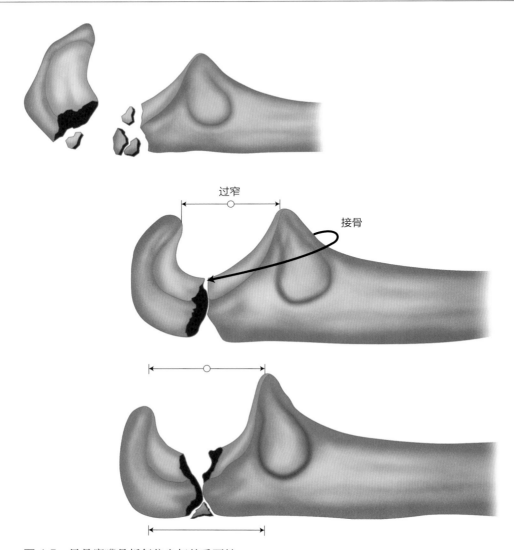

图 4.5　尺骨鹰嘴骨折复位良好的重要性

该区域[11]。

尺骨干近端不是直的，因此在复位尺骨干近端骨折时应注意两个重要的角度（图 4.7）。

- 尺骨近端背侧成角（PUDA）：从尺骨侧面看，尺骨干一般被认为是直的，但实际上尺骨干近端弓向背侧，平均角度为 5.7°~8.5°（范围为 1.7°~14.1°）。尺骨近端背侧成角的

角度增加会导致肘关节伸直角度的减小[12-13]。

- 尺骨近端内翻角：又称"桡弓"或"尺骨近 1/3 前内侧角"，研究表明其平均角度为 8.5°~17.5°（范围为 2.1°~28°）。该角的顶点与背侧表面最近端点之间的平均距离是 75 mm（范围为 59.9~91 mm）[12]。

复位尺骨干近端骨折时，要牢记这些角

度存在较大个体间差异。预弯尺骨近端锁定钢板有不同的长度，但没有不同的角度。由于这些钢板是根据平均角度设计的，而这些角度的变异范围较大，使用时经常不能十分贴附[14]，术者一定注意将这些钢板调整至解剖角度，因为其与尺骨干正常解剖的任何差异都会导致关节的不匹配，尤其在孟氏骨折的上尺桡关节不稳定时。

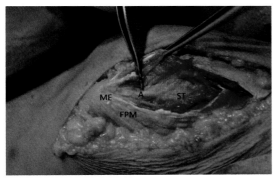

图 4.6　关节内侧纵向切开起自内上髁（ME）的屈肌 – 旋前肌群（FPM）后，在深层可找到止于高耸结节（ST）的内侧副韧带前束（A）

治疗方式

非手术治疗

无移位鹰嘴骨折一般可以采取非手术治疗，但学界在可采取非手术治疗的移位程度方面还未达成共识。Veillette 等认为仅可对移位不超过 2 mm 的鹰嘴骨折进行非手术治疗，可先将肘关节固定到屈肘 80°，固定 2 周后调整至屈肘 100°，随后逐渐增加屈肘角度，6 周内应限制主动伸肘以减少肱三头肌的牵拉[15]。必须定期进行 X 线检查复查以排除继发脱位。据报道，在低功能需求的老年患者群体中，对移位的鹰嘴骨折采取非手术治疗可以获得较好的功能结果[16]。

手术治疗

一般可使用张力带、钢板和螺钉固定尺骨鹰嘴，缝合锚修复技术也有文献报道[17]。手术治疗的治疗目标是稳定且解剖重建尺骨鹰嘴。由于螺钉固定和髓内钉固定

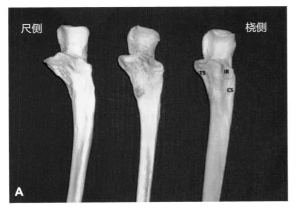

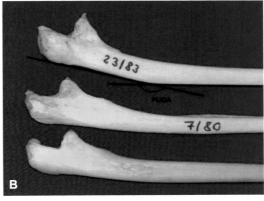

图 4.7　尺骨近端解剖的个体间变异。A. 尺骨的桡弓。CS—旋后肌嵴；TS—高耸结节；IR—尺骨近端的桡切迹。B. 尺骨近端背侧成角的个体变异

不是标准治疗手段，本书将不再进一步讨论该两种方法。

手术一般采用后侧入路，该入路从鹰嘴尖向外侧弧形延伸[18]。也有学者描述了纯外侧入路，但该入路很少被使用。为了获得尺骨背侧较好的暴露，患者应采取侧卧位或俯卧位。肘关节 90° 屈肘位有利于辅助复位。此外，患者也可以采取仰卧位，将手臂置于胸部，但需要让助手固定患者手臂。当需要广泛剥离时，术者在术中应注意尺神经的走行，一定要确认尺神经的位置。在软组织充足的简单骨折中，没有必要暴露尺神经。一定要注意保护尺骨近端的软组织。当软组织肿胀明显时，手术时间应推迟到软组织条件允许之后。

由于尺骨近端骨折的不同类型代表着不同的损伤类型，意味着不同的解剖结构损伤，手术方案也随之不同。研究显示，术者决定采用张力带还是钢板很大程度上取决于骨折的形态和粉碎程度。笔者将在后文中根据 Mayo 分型讨论治疗方案。

Mayo Ⅰ A 型、Ⅱ A 型

这类骨折为无移位或者移位但并不粉碎的鹰嘴骨折，关节是稳定的。尽管这类骨折可以采用钢板固定，但是张力带固定的疗效更好。张力带手术的优势在于仅需要 1.6 mm 克氏针和环扎钢丝，是成本低且疗效较好的治疗方案[19]。但尺骨张力带固定并非简单手术，术中必须注意一些重要环节，否则会导致严重的后果[20]。

一定要先将骨折解剖复位，骨折块的背侧皮质需要完整对合，这样可以防止半月切迹变窄（图 4.5）。清理骨折端、复位骨折后，术者应在鹰嘴的内侧和外侧从近端向远端平行置入克氏针，克氏针穿过两层皮质一般可以提供更好的抗退针效果，但关于这点的说法有争议。克氏针穿过术侧皮质不超过 1 cm 时，一般不会出现正中神经的刺激症状。克氏针从桡侧穿出可能导致前臂旋转功能的受限，甚至完全不能旋转（图 4.8）。置入克氏针时一定注意尺骨近端的内翻角，以避免内固定物与桡骨撞击[21]。除了术中透视检查外，术者还应该行术中前臂旋转功能检查，以确保前臂旋转自如。克氏针从尺侧穿出可能损伤尺神经。将克氏针近端折弯插入骨中，并将针尖埋藏于肱三头肌肌腱中，可以提供额外的稳定性。环扎钢丝穿过的横行骨孔应在骨折线远端 2~3 cm 处。环扎钢丝放置完毕后，笔者推荐在每侧各拧一圈，这可以精确调整加压效果。为了保障伤口愈合，一定要彻底关闭伤口。

Mayo Ⅰ B 型、Ⅱ B 型、Ⅲ 型

对于大多数粉碎性骨折，张力带固定是不牢靠的。处理这些粉碎性骨折时，术者可能错误地扩大软组织剥离以增加显露，但一定要注意，更大范围的软组织剥离会减少骨折区域的血供，同时减少骨折块的稳定性。因此，将肘关节屈肘 90° 放置于支架上行间接复位是更好的选择，可以从鹰嘴的内侧缘或外侧缘打开关节，增加骨折区域的显露，并处理每个压缩骨折块。鹰嘴背侧皮质的复位是非常重要的，有利于恢复半月切迹的宽度并重建鹰嘴裸区的远近端矢状面对合。另外，一定要在冠状面上解剖复位，因为该平

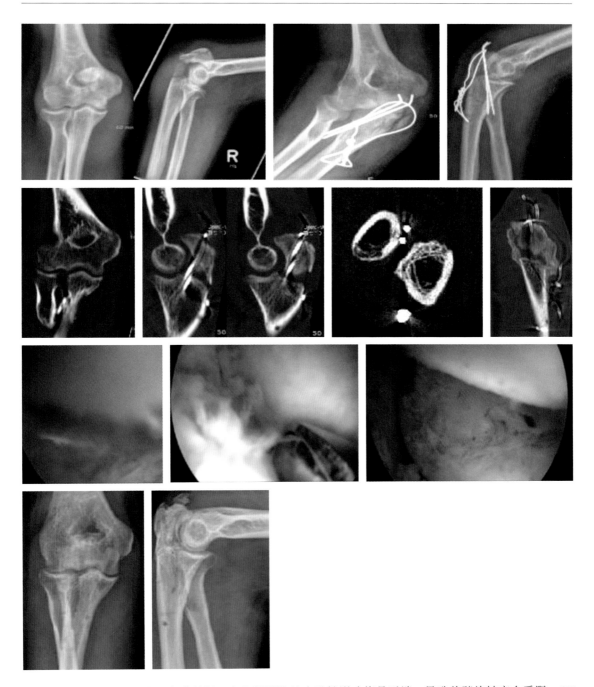

图 4.8　张力带固定移位的鹰嘴骨折。向桡侧钻孔的克氏针影响桡骨近端，导致前臂旋转完全受限。CT 显示骨折复位不良、关节内的克氏针和上尺桡关节的早期异位骨化。关节镜证实克氏针进入了关节内和上尺桡关节的严重纤维化。由于骨折开始愈合，故取出全部内固定物并在关节镜下行上尺桡关节松解术，术后患者前臂可旋前 80°、旋后 60°

面的任何畸形都会导致上尺桡关节的脱位应力，尤其在孟氏骨折中。使用克氏针纵向穿过两层皮质进行临时固定，进而放置钢板或固定较小的骨折块。存在中间骨折块时，应尽可能地将其放回原位并固定（图 4.9）。如果无法固定，应将其切除以防止骨折块坏死并形成游离体。在老年患者中，关节面骨块经常压缩到较深的位置，需要复位到半月切迹处，在这类病例中，额外的植骨有助于获得充分的稳定性。

进行背侧固定的钢板有很多种。在粉碎性或者骨质疏松性骨折中，角度稳定钢板具有一定优势。由于解剖的变异和尺骨近端软组织覆盖较薄，应使用最贴附的钢板。尽管如此，就算由经验丰富的术者进行钢板折弯，最新型的预弯锁定钢板也无法满足绝大多数的鹰嘴骨折的治疗需求[14]。

鹰嘴双钢板固定是近年来提出的新型固定方式（图 4.10）[21]。将外侧钢板放置在肘肌深侧，内侧钢板放置在尺侧腕屈肌深侧。在内固定物的全长建立一个 1 cm 的骨膜下隙，这样可以尽可能减少软组织刺激，减少内固定物取出的必要性。由于使用了两块钢板，最多可以应用 14 枚锁钉，故骨折有很高的初始稳定性。近端螺钉的方向应垂直于肱三头肌牵拉力的方向，以提供更好的初始稳定性。

在类孟氏损伤中，骨折的桡骨头既可以从后侧入路处理，也可以从鹰嘴骨折端处理，还可以从鹰嘴外侧的 Boyd 入路松解肘肌和环状韧带处理（图 4.11），这样可以避免使用第二个切口。在骨折脱位型损伤中，处理软组织稳定结构也十分重要，可以直接缝合、经骨缝合或使用缝合锚重建韧带。如

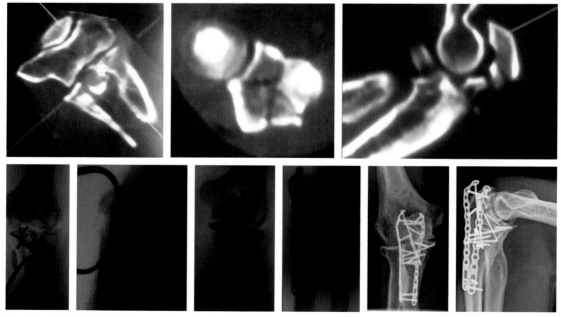

图 4.9　经鹰嘴骨折脱位，乙状切迹严重粉碎，冠状突和高耸结节骨折。使用小螺钉和克氏针固定多发的小块中间骨折块，这样可以更好地复位鹰嘴的半月切迹，使用双钢板固定。骨折顺利愈合，功能良好

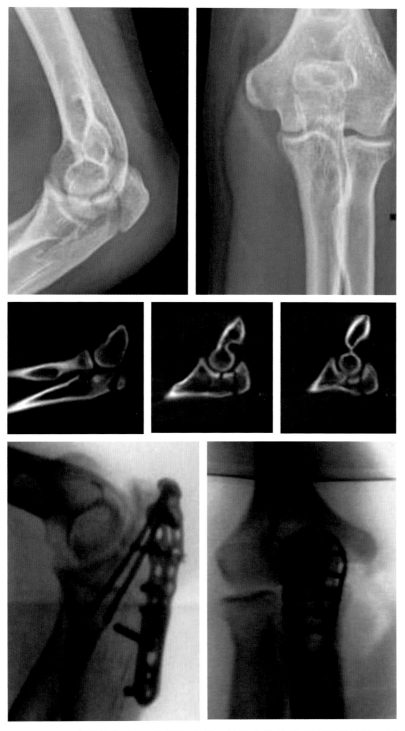

图 4.10　运动时摔伤的 30 岁男性患者，轻微移位的粉碎性鹰嘴骨折，行双钢板固定，允许早期物理治疗

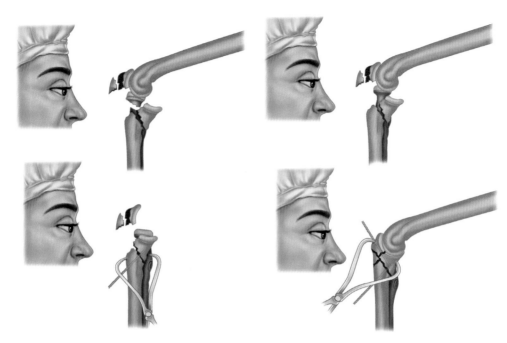

图 4.11　通过鹰嘴骨折部位复位冠状突和桡骨头骨折

果骨折破坏了高耸结节和（或）旋后肌嵴，这些骨折块也需要处理以恢复内侧副韧带前束和外侧尺骨副韧带止点。如果无法恢复关节初始稳定性，可以采用临时可活动外支架固定。

术后护理

术后护理的目的是通过物理治疗尽快恢复关节活动。术后应使用支具直至伤口愈合，支具应放置于前方，用吊带悬吊至上臂的外侧，这样可以避开创口，方便创口愈合。抬高患肢促进淋巴回流有利于消除软组织肿胀。由于术中已经获得稳定的骨折固定，术后第 1 天可以允许全范围的被动活动。术后 3 个月可以进行完全负重活动。使用张力带和背侧锁定钢板的患者一般需要拆

除内固定物。在双钢板固定的患者中，仅40% 需要行拆除内固定物的手术。

结局和并发症

鹰嘴骨折后继发性关节炎的发生率非常低，为 7% 左右。与其他肘关节骨折相比，鹰嘴骨折手术治疗后关节僵硬比较少见，但发生率随着粉碎程度的增高而增高[22]。总体来看，张力带和钢板固定后的临床结果非常好[23]。畸形愈合、内固定软组织刺激症状和尺神经炎是最常见的并发症[24]。并发症的发生风险随着创伤的严重程度的增高而增高。笔者认为由软组织激惹和内固定物产生的症状是最常见的并发症。一般在术后12 个月证实明确的骨愈合后行内固定物取出术。如果有突出的内固定物影响局部软组

织条件，可提早取出内固定物，但一定要先确定骨折已经愈合。笔者认为内外侧肌肉深侧双钢板固定是治疗该类骨折的更优方案，尤其在预防软组织激惹方面更是如此。

（译者：孙伟桐）

参考文献

1. Karlsson MK, Hasserius R, Karlsson C, Besjakov J, Josefsson PO. Fractures of the olecranon: a 15- to 25-year followup of 73 patients. Clin Orthop Relat Res. 2002;403:205–12.

2. Rommens PM, Schneider RU, Reuter M. Functional results after operative treatment of olecranon fractures. Acta Chir Belg. 2004;104(2):191–7.

3. Amis AA, Miller JH. The mechanisms of elbow fractures: an investigation using impact tests in vitro. Injury. 1995;26(3):163–8.

4. Morrey BF. Current concepts in the treatment of fractures of the radial head, the olecranon, and the coronoid. Instr Course Lect. 1995;44:175–85.

5. Colton CL. Fractures of the olecranon in adults: classification and management. Injury. 1973;5(2):121–9.

6. Muller ME, Allgower M, Schneider R, Willenegger H. Comprehensive classification of fractures of long bones. Berlin: Springer; 1991.

7. An KN, Morrey BF, Chao EY. The effect of partial removal of proximal ulna on elbow constraint. Clin Orthop Relat Res. 1986;209:270–9.

8. Bell TH, Ferreira LM, McDonald CP, Johnson JA, King GJ. Contribution of the olecranon to elbow stability: an in vitro biomechanical study. J Bone Joint Surg Am. 2010;92(4):949–57.

9. Morrey BF, An KN. Stability of the elbow: osseous constraints. J Shoulder Elbow Surg. 2005;14(1 Suppl S):174S–8S.

10. Sanchez-Sotelo J, O'Driscoll SW, Morrey BF. Anteromedial fracture of the coronoid process of the ulna. J Shoulder Elbow Surg. 2006;15(5):e5–8.

11. Athwal GS, Faber KJ, King GJ, Elkinson I. Crista supinatoris fractures of the proximal part of the ulna. J Bone Joint Surg Am. 2014;96(4):326–31.

12. Beser CG, Demiryurek D, Ozsoy H, Ercakmak B, Hayran M, Kizilay O, et al. Redefining the proximal ulna anatomy. Surg Radiol Anat. 2014;36(10):1023–31.

13. Rouleau DM, Faber KJ, Athwal GS. The proximal ulna dorsal angulation: a radiographic study. J Shoulder Elbow Surg. 2010;19(1):26–30.

14. Puchwein P, Schildhauer TA, Schoffmann S, Heidari N, Windisch G, Pichler W. Three-dimensional morphometry of the proximal ulna: a comparison to currently used anatomically preshaped ulna plates. J Shoulder Elbow Surg. 2012;21(8):1018–23.

15. Veillette CJ, Steinmann SP. Olecranon fractures. Orthop Clin North Am. 2008;39(2):229–36, vii.

16. Gallucci GL, Piuzzi NS, Slullitel PA, Boretto JG, Alfie VA, Donndorff A, et al. Non-surgical functional treatment for displaced olecranon fractures in the elderly. Bone Joint J. 2014;96-B(4):530–4.

17. Bateman DK, Barlow JD, vanBeek C, Abboud JA. Suture anchor fixation of displaced olecranon fractures in the elderly: a case series and surgical technique. J Shoulder Elbow Surg. 2015;24(7):1090–7.

18. Brolin TJ, Throckmorton T. Olecranon fractures. Hand Clin. 2015;31(4):581–90.

19. Newman SD, Mauffrey C, Krikler S. Olecranon fractures. Injury. 2009;40(6):575–81.

20. Schneider MM, Nowak TE, Bastian L, Katthagen JC, Isenberg J, Rommens PM, et al. Tension band wiring in olecranon fractures: the myth of technical simplicity and osteosynthetical perfection. Int Orthop. 2014;38(4):847–55.

21. Willinger L, Lucke M, Crölein M, Sandmann GH, Biberthaler P, Siebenlist S. Malpositioned olecranon fracture tension-band wiring results in proximal radioulnar syostosis. Eur J Med Res. 2015;20:87.

22. Erturer RE, Sever C, Sonmez MM, Ozcelik IB, Akman S, Ozturk I. Results of open reduction and plate osteosynthesis in comminuted fracture of the olecranon. J Shoulder Elbow Surg. 2011;20(3):449–54.

23. Tarallo L, Mugnai R, Adani R, Capra F, Zambianchi F, Catani F. Simple and comminuted displaced olecranon fractures: a clinical comparison between tension band wiring and plate fixation techniques. Arch Orthop Trauma Surg. 2014;134(8):1107–14.

24. Matar HE, Ali AA, Buckley S, Garlick NI, Atkinson HD. Surgical interventions for treating fractures of the olecranon in adults. Cochrane Database Syst Rev. 2014;11:CD010144.

第 5 章 桡骨头骨折

流行病学

桡骨头骨折是最常见的肘关节骨折，占所有肘关节骨折的 1/3 和所有部位骨折的 3%[1]。两项大型流行病学研究显示，桡骨头骨折患者受伤的平均年龄为 48 岁，男性患者和女性患者比例为 2∶3。与女性患者（52 岁）相比，男性患者（37 岁）受伤时明显更年轻[1]。桡骨头骨折可以单独出现，也可以作为复杂损伤的一部分出现。孤立性肘关节损伤多发生于非移位骨折。韧带损伤和肘关节脱位常见于移位较大的或粉碎性桡骨头骨折。双侧桡骨头骨折和桡骨颈骨折少见，占所有桡骨头骨折的 1.5%[2]。

分型

目前，关于桡骨头骨折的最佳骨折分型仍存在争论。Mason 分型被认为是使用最广泛的分型，也存在其他的改良和分型系统。Mason 分型在 1954 年被提出，后来又有研究者对其进行了改良。与 AO 分型相比，这一分型在观察者内和观察者间都具有令人满意的一致性，AO 分型的可靠性则较差[3-4]。

Mason 分型的一个改良分型包括移位、粉碎和相关损伤，可指导治疗（表 5.1）[5]。Ⅰ 型为无移位或仅有最小限度移位（<2 mm）的骨折；Ⅱ 型骨折移位超过 2 mm，Ⅲ 型是完全的粉碎性关节骨折，Ⅳ 型包括伴有肘关节脱位的任何骨折（图 5.1）[6]。最近，对该分型系统进行了改良，增加了冠突（c）、鹰嘴（o）、下尺桡关节（d）和韧带结构（l）的相关损伤[7]。Hotchkiss 也对 Mason 分型进行了改良，将骨折分型与治疗相结合[8]。

遗憾的是，这些分型的可重复性仍然不够理想。桡骨头呈蝶形，在 X 线片上判断其骨折移位和骨折片大小具有挑战性[3,9]。在术前鉴别可修复骨折与不可修复骨折尤其困难，这进一步使这些分型系统的实用性受到质疑[10]。从根本上说，分型系统可能有助于对桡骨头损伤进行广泛的分类，但它们不能直接指导治疗。

症状和诊断

必须了解患者详细的外伤史、内外科病

史、社会经历和优势手。病史采集的关注点是受伤机制、疼痛的部位、诊疗经过以及之前肘部的任何受伤情况。应详细询问受伤机制，以帮助判断不稳定的可能原因和脱位病史。

需要对整个上肢进行完整的检查。应详细记录肢体力线、休息体位，软组织状态和神经系统检查情况。应对肘关节骨性突起进行系统的触诊检查。需要触诊的外侧结构包括外上髁嵴、外上髁、肱骨小头、桡骨粗隆、桡骨颈和桡骨头。需要触诊的相应内侧结构包括内上髁嵴、内上髁、尺骨鹰嘴、尺骨近端和高耸结节。沿着骨间膜进行触诊和

对下尺桡关节的彻底检查，以排除相关的前臂和手腕损伤。

肘关节运动检查应该特别注意前臂旋转的机械阻挡，这是手术治疗的适应证之一。如果活动范围不明确或因疼痛受限，可在有（或没有）关节内局部浸润麻醉的情况下抽出关节血肿[11]。存在关节积液提示肘关节屈伸活动范围会有一定的丧失，不应错误地认为是机械阻挡导致了关节的活动范围受限。对肘关节韧带的评估可以帮助医生进一步鉴别是复杂的复合骨性韧带损伤还是单纯的骨性损伤。应记录内翻、外翻和后外侧旋转稳定性，但是这些检查在急性创伤中可能具有挑战性，因为疼痛常常导致无法进行可靠的检查。

由于对急性创伤患者进行肘关节稳定性评估比较困难，因此在某些病例中，可能有必要在麻醉下进行影像学检查。许多临床试验可评估肘关节副韧带[12]。对外侧副韧带

表 5.1　Johnston 提出的改良 Mason 分型（1962）

Mason 分型	描述
Ⅰ型	无移位或裂纹骨折
Ⅱ型	最小分离 >2 mm 或成角，伴（或不伴）影响活动的阻挡
Ⅲ型	粉碎性骨折
Ⅳ型	伴随桡骨头骨折的脱位

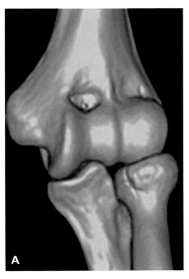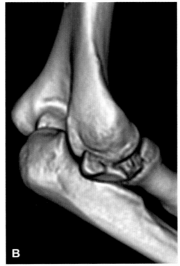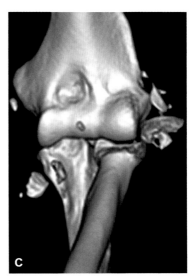

图 5.1　Mason 分型。Ⅰ型，无或仅轻微的分离移位骨折（A）；Ⅱ型，分离移位骨折（B）；Ⅲ型，粉碎性骨折（C）

的临床评估可采用过度旋后试验、轴移试验和内翻应力试验，而对内侧副韧带的评估可采用外翻应力试验和过度旋前试验。

必须对肘关节进行完整的放射学检查。需拍摄正位、斜位和侧位 X 线片。如果有腕关节疼痛，也可以通过腕部 X 线片评估下尺桡关节损伤。存在关节血肿时，可能很难在理想位置获得标准的肘关节正位片。在这种情况下，前后位 X 线片应首先聚焦于肱骨远端，随后聚焦于前臂。轻微骨折可表现为"脂肪垫征"，表明血肿导致关节腔内、滑膜外脂肪含量升高[13]。前方"脂肪垫"由来自冠突和桡骨窝的囊内、滑膜外脂肪组成，在正常前后位 X 线片上通常平行于肱骨前缘。相反，后方的"脂肪垫"由鹰嘴脂肪垫组成，在未受伤的肘关节中位于鹰嘴窝深处，在正常的 X 线侧位片无法看到[13]。

其他的肘部 X 线片，例如，Greenspan 斜位片，可以避免冠状突的重叠有助于发现桡骨头和桡骨颈病变[14]。拍摄 Greenspan 斜位片时，需屈肘 90°、旋转中立位。球管自外上向内下与桡骨头呈 45° 方向投照。Davidson 等提出，如果怀疑肘关节有额外的轴向或内翻 / 外翻不稳定，拍摄应力 X 线片上，可通过手腕施加轴向牵引和对前臂加压[15]，术中对轴向不稳定的影像学评估，被称为"桡骨牵拉试验"[16]。在影像学上无法明确或复杂损伤模型的术前评估中，CT 检查有助于诊断[17]。

损伤类型和与手术相关的解剖学

桡骨头骨折通常由手臂伸展时摔伤造

成。前臂位置、受力特征（轴向、外翻、内翻）和旋转因素，可能影响伴随损伤的类型和桡骨头骨折的形态。桡骨头骨折最常见于前外侧部分[18]，这主要由于桡骨头前外侧 1/4 是骨密度和骨量最低的部位[19]。伴随的骨和软组织损伤经常被报道，发生率为 7%~100%[15,20]。肘关节或前臂韧带的断裂多与移位的桡骨头骨折相关，常累及内侧和外侧副韧带[15]。通过 MRI 检查发现多达 3/4 的桡骨头骨折患者伴随软组织损伤，但其临床意义可能有限[21]。无移位或仅轻微移位的骨折通常是孤立的损伤，不伴随周围软组织的损伤。合并冠状突骨折是最常见的骨损伤[22]。骨折的形态和位置可能预示着其他损伤的发生[23]。涉及桡骨头前内侧象限的大块骨折与关节脱位存在显著相关。一种重要但罕见的伴有桡骨头骨折的损伤是 Essex–Lopresti 损伤。Essex–Lopresti 损伤在 1951 年被首次提出，是一种骨间膜（IOM）和下尺桡关节损伤造成的尺骨和桡骨之间的轴向不稳定。

熟悉肘关节解剖，外科医生可以了解桡骨头骨折可能造成的影响。肘关节的关节结构、韧带和肌肉之间存在着错综复杂的关系，共同产生肘关节功能所需的运动和稳定。3 个主要的关节，肱尺关节、肱桡关节和上尺桡关节建立了高度匹配的骨结构，赋予固有的稳定性。桡骨头具有凹盘状的关节面，与肱骨小头的球形面相匹配。相对于桡骨头，桡骨颈在轴向有一定范围的偏移[24]。桡骨头在尺骨桡切迹处的关节面呈椭圆形，在旋转时产生凸轮效应，旋前时产生桡骨桡侧移位[24]。非关节面"安全区"包括不与尺骨的桡切迹构成关节的部分桡骨头[25]。该区域被描述为 110° 的弧线，指前臂旋转中立位时桡骨头外侧中点以上 10°。与更平坦的关节表面相比，这个区域的颜色不同且更圆，软骨更薄，也可通过肉眼可见的 Lister 结节和桡骨茎突之间的弧度定位[26]。

桡骨头血供主要来自骨内和骨外。额外的血液供应有两种来源。桡侧返动脉的单一分支直接供养桡骨头，而骨间返动脉和桡动脉为穿透桡骨颈处的关节囊提供额外的血供[27]。小心保存附着的骨膜，对最大限度地保护骨折块的血供非常重要。

桡骨头在维持肘关节稳定方面有 3 个主要作用：轴向稳定性，抵抗内翻/后外侧旋转不稳定，以及作为外翻稳定性的次要稳定结构[28]。

上肢活动时，相当大的力通过肱桡关节传递[29]。桡骨的近端移动主要受桡骨头与肱骨小头关节的限制。次级纵向稳定性包括骨间韧带和下尺桡关节维持。肱桡关节的轴向稳定性和负荷随前臂位置而改变。手臂上大约 60% 的力通过肱桡关节传递[30]。这种力的传递因肘关节的屈伸活动而不同[31]。在旋前位肘关节屈曲 0°~30° 的过程中，通过肱桡关节之间的传导力最大，随着屈曲增大，力的传递逐渐减小[32]。

桡骨头可作为外翻的次要稳定结构[31,33]。内侧副韧带是抵抗外翻应力的主要稳定结构。当臂的侧副韧带结构和前臂软组织（下尺桡关节、三角形纤维软骨和骨间膜）完整时，桡骨头为肘关节的次要稳定结构。生物力学研究数据表明，切除桡骨头会使内外翻松弛度增加 24%[34]。当主要稳定结构断裂时，桡骨头便变得至关重要[34]。

桡骨头通过改变内翻/外翻旋转平面，改变内侧副韧带作用的力臂，这表明保留桡骨头对维持肘关节远期稳定很重要[33]。桡骨头也可以通过拉紧外侧韧带，来维持肘关节的内翻稳定性[35]。

在考虑肘关节的整体稳定性时，影响肱桡关节对合的桡骨头骨折具有重要意义。生物力学研究发现，桡骨头骨折大小与肱桡关节稳定性间有直接关系[36]。桡骨头骨折累及超过 1/3 的关节面，导致肱桡关节稳定性明显降低[36]。在简单或复杂的肘关节脱位和恐怖三联征损伤中，骨折块的大小与邻近支撑结构（包括内侧副韧带、外侧副韧带、冠状突、肱骨小头）是否损伤密切相关。尽管有这些生物力学研究，明确指导临床实践的临床数据仍然有限。

了解骨折的特点，包括骨折位移程度、关节面的累计程度和粉碎程度，有助于早期识别更复杂损伤模式，而这些损伤需要额外的治疗[15]。

治疗方式

桡骨头骨折的治疗包括手术治疗和非手术治疗。深入了解骨性损伤和伴随的软组织损伤，对合适治疗方式的选择至关重要。治疗计划应考虑患者的自身因素（如年龄、骨骼质量、活动需求）、外科医生的能力、设备可用性和损伤类型。

非手术治疗

关于桡骨头骨折的非手术治疗仍存在

争议。非手术治疗的适应证包括无移位骨折（Mason Ⅰ 型）和无骨性阻挡的移位骨折（Mason Ⅱ 型）。关于骨折块的大小和移位程度尚未达成共识。生物力学研究表明，累及小于 1/3 关节面的骨折不会导致关节力学的实质性改变[36]。许多临床研究证实，小于 25% 或压缩小于 2 mm 的桡骨头骨折可以成功地进行非手术治疗[5]。此外，许多研究已经证明，在没有旋转受阻的情况下，许多移位性骨折（Mason Ⅱ 型和Ⅲ型）也可进行成功的非手术治疗[37-38]。

非手术治疗包括短时间的固定，通常不到 1 周，取决于患者的舒适度。早期运动对防止僵硬至关重要，要先进行主动的旋前、旋后、屈伸运动[39]。患者在休息或行走时应继续使用颈腕吊带，以防止意外负重，并提醒他人自己处于受伤状态。颈腕吊带通常在受伤后 4 周停用。随访计划应包括 10~14 天后的 X 线复查，以评估骨折复位 / 位置的维持情况，并确保其活动范围逐步改善。Shulman 等认为，可能存在过度治疗孤立的 Ⅰ 型损伤的情况，建议在除了初次就诊时以外，Ⅱ 型损伤患者在复查时的影像学检查或查体结果通常不改变治疗方式。肘关节的活动在大约 6 周后接近完全恢复。如果在第 6 周随访后持续僵硬，患者可能需要转变治疗方式。

手术治疗（包括桡骨头置换术）

目前桡骨头骨折唯一确定的手术适应证是运动受限。存在需要稳定的复杂肘关节不稳定或前臂不稳定时，桡骨头骨折也可以考虑手术。手术治疗方案包括桡骨头骨折块切除、桡骨头完全切除、切开复位内固定、桡骨头置换术（图 5.2）。无论采用何种技术手术暴露骨折，都需要仔细了解解剖结构，以更好显露骨折和减少并发症。

手术入路

患者体位可为仰卧位或侧卧位。仰卧位可方便术者操作以及麻醉师操作。患臂置于胸前，用沙袋或软垫包支撑，也可将其置于同侧肩胛骨下方以支撑患臂。另外，也可以使用桌子放置手臂。采用这个体位可进行肘关节内侧和外侧入路。重要的是，术前应注意肩部活动范围，因为外旋受限的患者在使用手桌时，可能无法将肘关节内侧结构转换到外科医生可操作的位置。如果患者侧卧位，可以用软垫固定患臂。应使用无菌止血带。

有两种入路可以使用，选择哪一种取决于是否存在需要手术治疗的额外损伤。如果额外的手术需要使用后入路或内侧，外侧入路会增加损伤皮神经的风险，并可能造成皮肤并发症。后入路可能更为美观，允许显露更深的结构，但可能增高皮瓣坏死和血肿的风险[41]。如果使用后入路且出现广泛的皮瓣分离，应考虑术后进行 24 小时引流。此外，对皮瓣下的死腔，应该用缝线将筋膜固定在皮下组织上。

外侧皮肤切口可暴露较深的肌间隙。皮肤后侧入路从鹰嘴尖近端开始。切口以肱三头肌远端为中心，位于鹰嘴外侧，沿尺骨嵴延伸。在分离全层厚皮瓣时，保留肱三头肌和前臂筋膜。利用外侧皮瓣暴露肘关节外侧

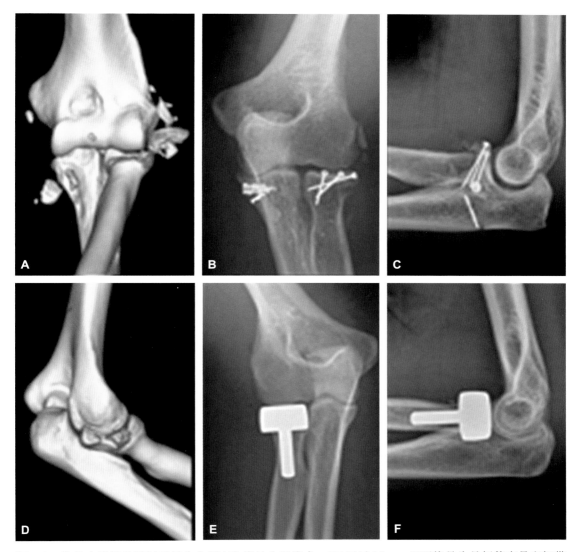

图 5.2　桡骨头骨折采用切开复位内固定和桡骨头置换术。CT 显示 Mason Ⅲ 型桡骨头骨折伴有骨和韧带损伤（A）。切开复位内固定后的 X 线片（B, C）。Mason Ⅱ 型桡骨头骨折的 3D 重建 CT 图像（D）。桡骨头关节置换（松散抛光带柄假体）术成功后的 X 线片（E, F）

和伸肌筋膜。如果需要内侧入路，则应识别并保护尺神经。

　　建立肘部外侧入路存在很多的选择。外侧副韧带和骨性结构决定了深层解剖的理想平面。重要的是，在外侧入路行桡骨头手术时，前臂应保持完全旋前位，以使骨间背神经远离旋后肌内的解剖区域[42]。Kocher 入路

利用尺侧腕伸肌和肘肌之间的间隙[43]。脂肪条纹通常有助于确定间隔，以便外科医生从外上髁沿着这个间隔切开。遇到关节囊时，将尺侧腕伸肌向前掀开，以切开外侧尺骨副韧带上方的关节囊。最初的 Kocher 入路采用直接通过肌间隙切开关节囊的方法，以剥离外侧尺骨副韧带。该入路可向近端和远端延

伸，便于重建或修复外侧副韧带。进行远端暴露时需要谨慎操作，因为在肱桡关节面远端 4~8 cm 处会遇到骨间后神经[42]。在未损伤外侧韧带的情况下，该入路限制了对桡骨头前方的暴露，并存在损伤肘关节韧带导致肘关节不稳的潜在风险。

相比之下，Kaplan 入路克服了 Kocher 入路的缺点，降低了外侧尺骨副韧带损伤的风险，并提供了良好的桡骨头暴露[44]。直接触诊桡骨头前缘为皮肤切口的标志。使用指总伸肌（EDC）和桡侧腕长 / 短伸肌（ECRB/L）之间的肌间平面。深层剥离包括切开外侧环状韧带。Kaplan 入路不能向远端延伸，不允许在没有额外松解伸肌总腱的情况下对外侧尺骨副韧带进行修复[45]。

最近，在桡骨头暴露中，伸肌总腱劈开入路已被证明优于 Kocher 入路[46]。与使用 Kocher 入路暴露 68% 的桡骨头相比，伸肌总腱劈开入路可以完全显示桡骨头的前半部分。该技术还减少了软组织剥离，从而降低了出现医源性外侧尺骨副韧带损伤的可能性。伸肌总腱劈开入路可通过外侧或后部皮肤切口进入。确定伸肌总腱，并从其起源于外上髁的中点劈开到肱桡关节远端约 25 mm 处[46]。穿过肌腱和关节囊后，在肱骨小头赤道劈开桡侧副韧带和环状韧带，以防止外侧尺骨副韧带的损伤。该入路可通过从外上髁和髁上嵴分离伸肌总腱前部和桡侧腕短伸肌向近端延伸。应在肱骨上留下一部分组织以促进间隔的闭合。

关闭伤口前应先评估侧副韧带和伸肌起点。如果外侧尺骨副韧带完整，肘关节被认为是稳定的，那么只要韧带后半部分完整，

就可以间断地用可吸收缝线缝合副韧带前半部分和环状韧带。应该注意确保这一层的关闭不要过紧，也不要束缚肘关节。如果由于外侧副韧带完全分离导致肘关节不稳定，则需要进行修复。外侧副韧带在肘关节等长轴处的附着点位于肱骨小头形成的圆圈中心。该修复可以使用不同技术（经骨隧道、缝合锚钉或微型钢板）的重度非吸收性缝线进行。伸肌组织也应得到类似的修复。深部软组织闭合完成时应检查活动范围和稳定性。应记录术中对稳定活动范围的评估情况，以指导术后康复。

骨块切除

骨块切除的适应证包括小骨折骨块（<25%）导致的机械阻挡。如果可能，应对较大的骨块进行切开复位内固定。超过 25% 的关节面骨折不应切除，否则会导致不稳定[36]。小型病例研究表明，与固定相比，骨块切除的结果较差[47]。骨块切除可采用上述开放入路或采用标准关节镜技术进行。

桡骨头切除

桡骨头切除术曾经是一种常见的手术方式，然而，随着新型固定策略和关节置换的出现，其在骨折治疗中的作用受到越来越多的质疑。孤立性桡骨头切除术的适应证包括阻碍运动的粉碎性和移位性骨折，该手术还可作为非手术治疗的并发症的延迟补救措施[48]。切除桡骨头只应在肘关节稳定且没有伴随软组织或骨性损伤或脱位的情况下考虑。因此，考虑到严重骨折多伴有相关损伤，适于这种治疗方式的病例数量可能较

少。与关节置换术或切开复位内固定相比，桡骨头切除术在技术上难度较低[49]。手术成功的关键是修复桡骨头切除后肘关节周围软组织领。需要仔细保留外侧尺骨副韧带。

桡骨头切除可采用开放入路或关节镜技术[50]。关节镜切除采用标准的肘关节镜原则和入路[51]。关节镜与开放性关节切开术相比，在最小化韧带和关节囊的额外损伤方面具有理论上的优势。近期小型系列研究报道了安全无并发症的桡骨头切除术[52]。在尝试这种更先进的关节镜技术之前，建议先进行肘关节镜检查。

术中应力 X 线片需证实无外翻、内翻或后外侧旋转不稳定[15]。"桡骨纵向牵拉试验"可以帮助确定是否存在纵向不稳定[16]。为了进行该试验，在术中患者的前臂应以中立旋转的姿势平放在手术台上。在桡骨近段施加一个纵向作用力（大约 9 kg），使用 X 线检查测量松开牵引前、期间和松开牵引时尺骨变异的变化[16]。尺侧变异的改变等于或大于 3 mm 提示骨间膜损伤，大于 6 mm 提示所有纵向稳定结构丢失。这种不稳定被认为是单纯桡骨头切除术的禁忌证。

切开复位内固定

指导临床应用切开复位内固定治疗桡骨头骨折的高质量证据尚缺乏。通常，判断修复是否合适只能在手术中进行[10]。建议的适应证包括桡骨头 1/3 以上的骨折且移位大于 2 mm，以及存在任何造成骨折阻挡的骨折[53]。其中，只有造成骨折阻挡是手术的绝对适应证。切开复位内固定的目标应集中于恢复关节面的对合和肘关节的稳定性。固定应允许早期活动，这已被证明与预后改善相关[54]。如果手术不能建立一个坚固、稳定的结构，应考虑桡骨头切除或关节置换术。二次或翻修手术与较差的临床和手术预后相关[55]。Ring 等报道，如果骨折块多于3 个，行切开复位内固定的并发症较高，预后较差[53]。

切开复位和手术固定是目前的标准治疗方法。已有研究介绍关节镜辅助技术，但其适应证和疗效仍不明确[56]。可能的优点是该技术的微创以及术野改善但考虑到液体外渗、骨折部位出血会影响关节镜的清晰度，神经损伤的风险以及关节镜下内固定技术的难度较高，阻碍了这一技术的广泛采用[57]。

固定可采用生物可吸收针、螺纹克氏针、埋头螺钉、标准螺钉和钢板这些内固定物都能获得较好的预后[54]。可以利用坚固的骨质条件在关节面边缘放置内植物，但需要进行埋头以防止桡切迹撞击。粉碎性桡骨颈骨折通常需要钢板固定，必须放置在非关节面的"安全区"（图 5.3）。生物力学研究的证据表明，与传统 T 形钢板相比，固定角度钢板可提供更高的强度[58]。对于非粉碎性桡骨颈骨折，交叉空心螺钉固定优于钢板固定，因为前者术后旋转功能受限的发生率较低[56,60]。目前有预弯锁定钢板固定，这一技术可简化粉碎性骨折的固定。

在进行切开复位内固定时，仔细评估伴随的软骨损伤、骨折和韧带损伤是确保最佳结果的关键[21]。据文献记载，多达 29% 的患者存在肱骨小头骨软骨损伤[61]。Van Riet 等报道，临床相关的肱骨小头骨软骨损伤发生率为 2%[20]。Caputo 等记录了一系列病例

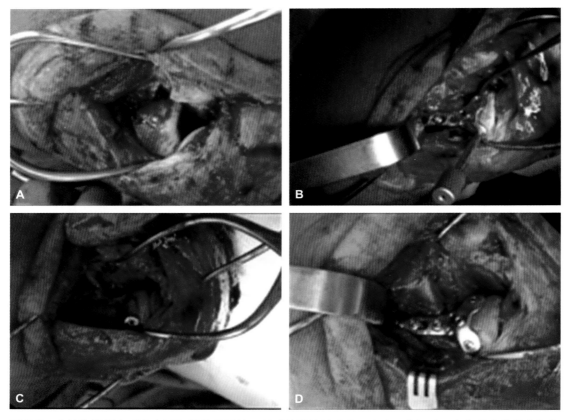

图 5.3　内植物放置在"安全区"是最重要的。通过前臂旋转确定"安全区"（A）。在桡骨头非关节部位定位钢板（B）。检查内植物位置以确保旋后（C）和旋前（D）时没有撞击

中存在肱骨小头后外侧软骨损伤伴微小移位桡骨头骨折，这些骨折阻碍了桡骨头骨折复位[62]。MRI 检查发现，其中 96% 的患者在桡骨头骨折后出现肱骨小头骨挫伤[61]。肱骨小头损伤的高发生率可能源于桡骨头对凸起的肱骨小头表面的压缩负荷。Itamura 等也报道了高达 92% 的患者在桡骨头移位或粉碎性骨折后出现与之相关的游离体[61]。

关节置换术

　　桡骨头关节置换术可实现对不能进行解剖复位和固定的移位、粉碎性骨折的手术治疗。关节置换术尤其有助于在伴有软组织损

伤的情况下对肘关节进行可靠复位以恢复其稳定性[63]。桡骨头关节置换术的禁忌证为可修复的骨折或活动性感染，相对禁忌证是存在肱骨小头关节病以及伴随严重的软骨损伤。

　　关节置换术的手术入路各不相同，但如前所述，根据相关的韧带损伤，常见的是伸肌总腱劈开入路和 Kocher 入路。

　　取出桡骨头骨折块并重新拼装，确保其被完全取出。然后，根据所使用的假体类型进行额外的桡骨颈切除，最大限度地减少切除，为假体放置创造一个平滑和垂直的底座。随后对周围组织的其他软骨和骨性损伤

进行适当的评估和处理。由于假体会阻碍冠状突的视野，合并的冠状突骨折应在桡骨头置换前进行固定。

目前，大多数模块化金属假体具有多种尺寸，减少了许多与早期一代单一模块设计相关的并发症。

可用的假体设计包括刚性固定的假体柄和有意松散的抛光假体柄。植入物有双极和单极关节，包括轴对称圆形植入物以及非轴对称椭圆形植入物。最佳的桡骨头假体设计一直是争论的话题。Shannon 等评估了传统的轴对称、椭圆形和患者特异性固定柄内植物，并将其与正常人体的桡骨头进行了比较[64]。在内植物设计之间没有发现生物力学上的优势，而且，相比于自然桡骨头，所有固定柄内植物设计都改变了运动力学。目前没有临床研究数据支持单极设计优于双极设计，但笔者倾向于单极平滑柄设计[65]。双极内置物的优点是改进了肱桡轨迹和接触面积，并可能减少接触压力。这些理论上的优势可能导致聚乙烯相关的骨溶解、肘关节和前臂稳定性降低以及假体头颈分离[66-67]。

无论假体的设计如何，合适的假体大小对关节置换术的成功都是至关重要的。假体的大小涉及直径和高度。术前应以健侧的正常桡骨头为模板，对预期大小进行粗略评估。该技术对于在已经切除桡骨头的患者非常有用。术中测量重新组装的切除碎片，可以更准确地评估假体的大小。最小桡骨头直径可最准确地评估尺寸，特别是在粉碎性桡骨头骨折的评估中[68]。如果试模尺寸在可用内植物的直径之间，应选择较小尺寸的内植物。

必须选取合适的桡骨头高度。测量切除的桡骨头的高度是最可靠的。文献中报道了许多技术，可以结合使用以确保选择合适的内植物尺寸。在没有外侧或骨间韧带损伤的情况下，可以利用肱骨小头和桡骨颈之间的空间判断。如果存在外侧韧带损伤（通常存在），内植物的高度应在冠状突远端约 2 mm 处的桡切迹水平[69]。Athwal 等在内植物放置过程中对肱尺关节外侧间隙进行了肉眼观察，发现这是可靠的手段，这个过程需要使用牙科镜[70]。他们发现使用透视来评估肱尺关节内侧和外侧间隙是否平行，在预测假体过度填充方面并不敏感。在填充超过 6 mm 前，不会出现肉眼可见的间隙增宽。肘关节的活动范围也有助于评估植入物的大小。屈曲活动范围的丢失意味着外侧假体被过度填充，这是由于肱桡间隙在屈曲时收紧[71]。Grewal 等的研究表明[72]，模块化假体可以减少过去单极假体常见的过度填塞的发生率。

在选择桡骨头直径和高度后，进行髓管扩孔。先使用钝头器械（管夹、管探器或自攻扩孔钻）识别髓管，遇到皮质接触提示手工扩髓完成。然后，根据所使用的假体类型选择假体柄的尺寸。一些柄是光滑的，特意设置为比扩髓钻尺寸小 1 mm；一些柄是非骨水泥型的，需要严密压配以实现可靠的骨长入。应使用组件来评估假体的高度、直径、关节对合，并通过肉眼观察和透视进行判断。

术后护理

术后护理取决于肘关节的稳定性、术中

发现和最终的治疗方式。相关的损伤可能延迟或改变术后护理方案，因此，目前还没有一种理想的康复方案存在。术后使用标准的抗生素预防方案，并在围手术期持续使用24小时抗生素。预防异位骨化的措施可用于无抗炎药物禁忌证的特定患者（抗炎药物的禁忌证包括老年人、胃溃疡史、肾病、哮喘和已知过敏）。可使用吲哚美辛25 mg，每天3次，持续3周。根据损伤严重程度和治疗方式的不同，大量桡骨头骨折患者术后可出现异位骨化，发生率为3%~43%[73]。目前尚不清楚吲哚美辛是否能有效降低异位骨化的发生率。

桡骨头骨折的术后护理，应根据损伤类型进行个体化康复。术后在短期（24~48小时）内立即固定和抬高患肢，有助于控制肿胀并促进伤口愈合。

在稳定的肘关节中，可以使用前方支具在伸直位时固定手臂，以减少屈曲挛缩并降低后方切口张力。如果软组织条件允许，应在术后几天内开始早期主动活动。早期可以在夜间使用静态渐进支具进行伸直功能的康复。使用伸直位支具12周，并根据需要调整，直至伸展改善。

如果韧带状态较差，则进行修复；如果在手术完成时发现不稳定，则进行术后的韧带保护。肘关节屈曲60°~90°，进行夹板固定，前臂旋转到最佳位置以保持肘关节稳定。基于术中能达到的安全的活动范围指导术后康复安全位置决定了伸直运动中前臂的位置。肘关节外侧韧带受伤时，应在前臂旋前时伸直。相反，肘关节内侧韧带不稳定时，应在前臂旋后时伸直。肘关节合并内侧和外侧韧带损伤时，应在前臂旋转中立位时伸直。由于肘关节在伸直位时不稳定，应在肘关节屈曲90°或更大角度时旋转前臂。当不进行康复时，应手臂在屈曲90°和前臂旋转安全位置，使用静态支具保护3~6周。停用静态支具的时间应根据患者的具体情况而定，需要在影像学和临床重新评估的基础上调整正在进行的治疗。如果出现坠落征及其他影像学上的不稳定征象，或骨折固定薄弱，可将手置于头顶上方进行康复[74]。这种方式能够利用重力使关节保持良好同心性对合，限制关节表面形成铰链[75]。这在关节周围肌肉恢复生理动力稳定之前特别有用。由于担心异位骨化，伸直位支具和被动拉伸通常在术后6周后才开展。一旦骨折愈合且软组织损伤得到充分恢复，就开始加强训练。通常，加强训练至少要到术后8周后才开始。

结局和并发症

非手术治疗结局

对于未移位的和移位2~5 mm但不阻碍旋转的桡骨头骨折，采用非手术治疗均有良好的预后。如果早期预后不理想，可采用延迟桡骨头切除[39-40,76-79]。大多数长期预后研究表明，桡骨头骨折累及关节面少于1/3且没有骨性阻挡或旋转时弹响的病例往往疗效良好。研究报道，影像学检查提示桡骨头畸形愈合通常伴有10°左右的伸直功能受限，但没有研究表明X线表现与畸形程度之间存在明确联系[5,76]。2012年爱丁堡的一项回顾性研究发现，社会经济因素可以预测患者的预后。对于所有类型的桡骨头骨折，手术和非手术治疗的结果是相同的[80]。最近，一项对 94 例患者进行的小型前瞻性研究证实，固定与物理治疗在临床结果上没有差异[79]。Duckworth 等报道了一项 10 年随访研究，根据上肢功能障碍（DASH）评分和牛津肘评分进行评分，57 例 Mason Ⅰ 型和 Mason Ⅱ 型骨折患者的结果为好或优秀[79]。这些最近的研究提供了令人信服的中期和长期结果证据，表明合理筛选出的单纯无移位和非粉碎性移位骨折，且没有骨性阻挡，可以进行非手术治疗。

非手术治疗并发症

有研究报道了先前未移位的骨折因为早期活动发生移位[37]。其他非手术治疗并发症包括骨折不愈合、创伤后关节炎和疼痛性骨畸形愈合[76]。这些并发症可以通过二次或翻修手术来处理，包括桡骨头切除、截骨、骨折块切除和关节置换术[81]。

桡骨头切除预后

大量研究支持，对无法切开复位内固定的骨折患者切开行桡骨头切除治疗的短期和长期预后是满意的[48]。这些研究表明，影像学结果持续较差与桡骨近端移位、提角增大、下尺桡关节畸形以及肘关节和腕部无症状性骨关节炎改变有关[82]。其他有些研究报告的预后较差[83-85]。关节镜下桡骨头切除也被证明可以改善疼痛和机械症状[86]。

无论手术技术如何，文献报道，在桡骨头切除后，肘关节通常会出现轻度功能障碍。

桡骨头切除并发症

桡骨头切除有许多术后并发症，包括下尺桡关节和肘关节的关节炎、不稳定、提携角增大、肘 / 前臂运动受限、尺神经炎、关节周围异位骨化、桡骨向近端转移所导致的尺骨撞击综合征[82]。尽管一些研究表明，这些并发症对大多数患者的功能影响很小，但对其他患者来说，肘关节疼痛和活动受限是难以接受的。两项系列研究报道了创伤后行桡骨头切除出现的并发症，即漏诊的有症状的 Essex-Lopresti 损伤[84]。轻度旋后和伸直受限是常见的，但通常整体临床结果尚可[50]。肘关节后外侧不稳定是常见的桡骨头切除术后并发症，发生率高达 17%[87]。韧带损伤患者行桡骨头切除可导致肘关节不稳定伴功能障碍和肘关节疼痛[83,85]。考虑到异位骨化，研究者们对切除的时机也存在争议。桡骨头骨折合并肘关节脱位是出现异位骨化相关的危险因素[88]。支持早期（24 小时内）和延迟（10 天）切除的观点都存在，对于最佳的桡骨头切除时机尚无明确的指导方针[89]。

切开复位内固定预后

切开复位内固定治疗移位桡骨头骨折的研究结果显示，85%~90% 的患者预后良好至极好[55]。桡骨头粉碎程度的增高与最终预后呈负相关[47]。大多数患者的运动功能通常会恢复，但最终活动范围略有丧失[54]。据报道，切开复位内固定的预后优于桡骨头切除术，但尚无随机临床试验证实[90]。Zarattini等的一项研究表明，与桡骨头切除患者相比，切开复位内固定患者有显著改善[91]。总体而言，在现有的文献中，切开复位内固定患者术后疼痛更少、半脱位风险更低、肱桡关节炎发生率更低、活动范围更大、功能评分更高[90]。切开复位内固定治疗部分关节移位（2~5 mm）单纯桡骨头骨折的疗效最近受到了质疑[92]。非手术治疗患者与切开复位内固定治疗患者疗效相当。复杂（合并骨折、脱位或软组织损伤）和单纯桡骨头损伤的患者，可能有相似的治疗结果和并发症发生率[92-93]。Watters等证明，在恐怖三联征损伤患者中，关节置换术和切开复位内固定之间并没有显著的功能差异，然而，相比切开复位内固定关节置换术显著改善了肘关节稳定性[94]。Leigh等的一项类似研究驳斥了这一发现，其结果显示这两种治疗方法在短期随访中具有相当的稳定性[95]。需要进行随机对照试验比较两种治疗方法。

切开复位内固定并发症

骨折不愈合、缺血性坏死、神经损伤、顽固性疼痛、内植物失效和异位骨化是手术固定的潜在并发症[10]。骨折块来自骨内和骨外的血供被破坏，可能是缺血性坏死和桡骨头颈不愈合的主要病因[27]。创伤后肘关节异位骨化可能影响预后，尤其是手术治疗后的患者（图5.4）。最近的一项研究表明，在手术治疗肘关节骨折脱位的患者中，43%

发生异位骨化，但这与患者的人口统计学特征、合并症、手术方式、相关损伤的处理和手术等待时间无关，只有多次尝试复位与异位骨化相关[96]。据报道，骨间背神经损伤的发生率为1%~10%[54]。

桡骨头关节置换术预后

在大多数病例系列研究中，金属桡骨头置换术的短期和中期预后良好或优秀[65]。Moro等报道了25例不可修复的桡骨头骨折行金属桡骨头关节置换术后的功能结局，在39个月的随访中发现，其中17例预后良好或优秀，5例尚可，3例差[97]。遗憾的是，目前仍缺乏长期随访数据。Harrington等已经证明80%的患者取得了优秀或良好的结果。[65]然而，其他研究报道的中期随访结果不太理想[98]。假体设计和伴随的损伤可以解释不同系列研究结果的差异。在骨折合并软组织和骨损伤的治疗中，金属桡骨头置换使肘关节恢复了稳定性[63]。大多数患者功能性活动范围，存在轻微的屈伸和前臂旋转受限。在两项随机对照试验中，关节置换术显著优于切开复位内固定，获得了更高的临床评分，且并发症发生率显著降低[98-99]。

桡骨头置换术并发症

文献报道了许多桡骨头置换术的并发症，包括僵硬、不稳定、异位骨化、神经损伤、桡骨颈骨溶解和肱骨小头侵蚀[71]。肱桡关节过度填塞被认为是与关节置换术相关的许多并发症的原因。有研究报道，19%

的桡骨头置换术患者出现了关节炎性改变，研究的作者认为该改变的发生率在长期随访中会增高[72]。桡骨头关节置换后出现广泛的关节炎改变，可能是由于初始创伤，也可能是继发于肱尺运动学改变和软骨表面的异常应力[100]。不恰当的假体尺寸至少是导致这些变化的部分原因，因此 Van Glabbeek 等强调了正确选择假体尺寸的重要性[100]。在伤后平均 6.7 年，桡骨头置换术的翻修率或移除率为 0%~28%[78,101]。大多数这类患者在术后 1 年内进行了翻修。翻修步骤包括：

尺神经减压 / 前置，关节松解、主要针对假体、松动、疼痛、关节僵硬和假体大小不合适[101]。Flinkkilä 等报道采用两种压配柄患者的翻修率为 24%，其中大多数都是早期出现失效[102]。在使用光滑柄的假体的患者中翻修报道较少[72,97,103]。桡骨头双极关节置换术后，外侧韧带稳定性修复失败可能与较高的并发症发生率相关[104]。桡骨头关节置换术后的残余不稳定，可能代表手术过程中有未处理的其他病变（图 5.5）。

图 5.4　复杂桡骨头损伤切开复位内固定并发症。可见畸形愈合、肱尺异位骨化和肱桡关节不一致（A）。侧位 X 线片显示关节内植物穿出（B）

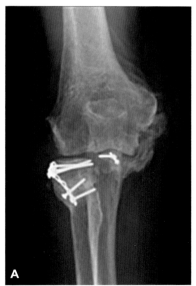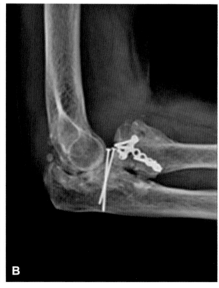

图 5.5　外侧副韧带修复和桡骨头关节置换术后。X 线正位片显示残余后外侧不稳定（A）。X 线侧位片能够更好地显示残余不稳定（B）

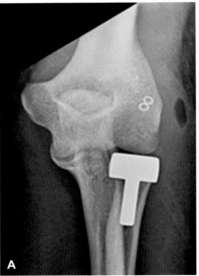
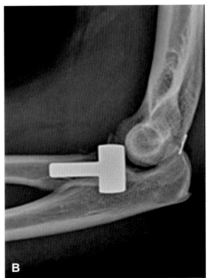

（译者：卢帅）

参考文献

1. Kaas L, van Riet RP, Vroemen JPAM, Eygendaal D. The epidemiology of radial head fractures. J Shoulder Elb Surg. 2010;19:520–3.

2. Kutscha-Lissberg F, Platzer P, Thalhammer G, Krumböck A, Vécsei V, Braunsteiner T. Incidence and analysis of simultaneous bilateral radial head and neck fractures at a level I trauma center. J Trauma. 2010;69:907–12.

3. Morgan SJ, Groshen SL, Itamura JM, Shankwiler J, Brien WW, Kuschner SH. Reliability evaluation of classifying radial head fractures by the system of Mason. Bull Hosp Jt Dis. 1997;56(2):95–8.

4. Marsh JL, Slongo TF, Agel J, Broderick JS, Creevey W, Decoster TA, Prokuski L, Sirkin MS, Ziran B, Henley B, Audigé L. Fracture and dislocation classification compendium – 2007: Orthopaedic trauma association classification, database and outcomes committee. J Orthop Trauma. 2007;21:S1–6.

5. Johnston GW. A follow-up of one hundred cases of fracture of the head of the radius with a review of the literature. Ulster Med J. 1962;31:51–6. Ulster Medical Society.

6. Iannuzzi NP, Leopold SS. In brief: the Mason classification of radial head fractures. Clin Orthop Relat Res. 2012;470(6):1799–802. Springer-Verlag.

7. van Riet RP, Morrey BF. Documentation of associated injuries occurring with radial head fracture. Clin Orthop Relat Res. 2008;466(1):130–4. Springer-Verlag.

8. Hotchkiss R. Displaced fractures of the radial head: internal fixation or excision? J Am Acad Orthop Surg. 1997;5:1–10.

9. Doornberg J, Elsner A, Kloen P, Marti RK, van Dijk CN, Ring D. Apparently isolated partial articular fractures of the radial head: prevalence and reliability of radiographically diagnosed displacement. J Shoulder Elb Surg. 2007;16:603–8.

10. King GJ, Evans DC, Kellam JF. Open reduction and internal fixation of radial head fractures. J Orthop Trauma. 1991;5:21–8.

11. Holdsworth BJ, Clement DA, Rothwell PN. Fractures of the radial head – the benefit of aspiration: a prospective controlled trial. Injury. 1987;18:44–7.

12. Benson EC, Athwal GS, GJW K. Clinical assessment of the elbow. In: Stanley D, Trail IA, editors. Operative elbow surgery. Edinburgh: Elsevier Churchill Livingstone; 2012. p. 45–66.

13. Norell HG. Roentgenologic visualization of the extracapsular fat; its importance in the diagnosis of traumatic injuries to the elbow. Acta Radiol. 1954;42:205–10.

14. Greenspan A, Norman A. The radial head, capitellum view: useful technique in elbow trauma. AJR Am J Roentgenol. 1982;138(6):1186–8. https://doi.org/10.2214/ajr.138.6.1186.

15. Davidson PA, Moseley JBJ, Tullos HS. A potentially complex injury. Clin Orthop Relat Res. 1993;(297):224–30.

16. Smith AM, Urbanosky LR, Castle JA, Rushing JT, Ruch DS. Radius pull test: predictor of longitudinal forearm instability. J Bone Joint Surg Am. 2002;84(11):1970–6. The American Orthopedic Association.

17. Guitton TG, Brouwer K, Lindenhovius ALC, Dyer G, Zurakowski D, Mudgal CS, Ring DC. Diagnostic accuracy of two-dimensional and three-dimensional imaging and modeling of radial head fractures. J Hand Microsurg. 2013;6:13–7.

18. Laugharne E, Porter KM. Fractures of the radial head and neck. Trauma. 2009;11:249–58.

19. Haverstock JP, Katchky RN, Lalone EA, Faber KJ, King GJW, Athwal GS. Regional variations in radial head bone volume and density: implications for fracture patterns and fixation. J Shoulder Elb Surg. 2012;21:1669–73.

20. van Riet RP, Morrey BF, Driscoll SW, Van Glabbeek F. Associated injuries complicating radial head fractures: a demographic study. Clin Orthop Relat Res. 2005;441:351–5.

21. Kaas L, Turkenburg JL, van Riet RP, Vroemen JPAM, Eygendaal D. Magnetic resonance imaging findings in 46 elbows with a radial head fracture. Acta Orthop. 2010;81(3):373–6. Taylor & Francis.

22. Kaas L, van Riet RP, Vroemen JPAM, Eygendaal D. The incidence of associated fractures of the upper limb in fractures of the radial head. Strategies Trauma Limb Reconstr. 2008;3(2):71–4. Springer Milan.

23. Capo JT, Shamian B, Francisco R, Tan V, Preston JS, Uko L, Yoon RS, Liporace FA. Fracture pattern characteristics and associated injuries of high-energy, large fragment, partial articular radial head fractures: a preliminary imaging analysis. J Orthopaed Traumatol. 2014;16:125–31.

24. King GJW, Zarzour ZDS, Patterson SD, Johnson JA. An anthropometric study of the radial head. J Arthroplast. 2001;16:112–6.

25. Caputo AE, Mazzocca AD, Santoro VM. The nonarticulating portion of the radial head: anatomic and clinical correlations for internal fixation. J Hand Surg Am. 1998;23:1082–90.

26. Smith GR, Hotchkiss RN. Radial head and neck fractures: anatomic guidelines for proper placement of internal fixation. J Shoulder Elb Surg. 1996;5:113–7.

27. Yamaguchi K, Sweet FA, Bindra R, Morrey BF, Gelberman RH. The extraosseous and intraosseous arterial anatomy of the adult elbow. J Bone Joint Surg Am. 1997;79(11):1653–62.

28. Morrey BF, An KN. Articular and ligamentous contributions to the stability of the elbow joint. Am J Sports Med. 1983;11(5):315–9. American Orthopaedic Society for Sports Medicine.

29. Amis AA, Dowson D, Wright V. Elbow joint force predictions for some strenuous isometric actions. J Biomech. 1980;13:765–75.

30. Halls AA, Travill A. Transmission of pressures across the elbow joint. Anat Rec. 1964;150:243–7. Wiley Subscription Services, Inc., A Wiley Company.

31. Morrey BF, An K-N. Stability of the elbow: osseous constraints. J Shoulder Elb Surg. 2005;14:S174–8.

32. Morrey BF, An KN, Stormont TJ. Force transmission through the radial head. J Bone Joint Surg Am. 1988;70(2):250–6. The American Orthopedic Association.

33. Morrey BF, Tanaka S, An K-N. Valgus stability of the elbow: a definition of primary and secondary constraints.

34. Johnson JA, Beingessner DM, Gordon KD, Dunning CE, Stacpoole RA, King GJW. Kinematics and stability of the fractured and implant-reconstructed radial head. J Shoulder Elb Surg. 2005;14:S195–201.

35. Jensen SL, Olsen BS, Søbjerg JO. Elbow joint kinematics after excision of the radial head. J Shoulder Elb Surg. 1999;8:238–41.

36. Beingessner DM, Dunning CE, Beingessner CJ, Johnson JA, King GJW. The effect of radial head fracture size on radiocapitellar joint stability. Clin Biomech. 2003;18:677–81.

37. Radin EL, Riseborough EJ. Fractures of the radial head. A review of eighty-eight cases and analysis of the indications for excision of the radial head and non-operative treatment. J Bone Joint Surg Am. 1966;48(6):1055–64.

38. Miller GK, Drennan DB, Maylahn DJ. Treatment of displaced segmental radial-head fractures. Long-term follow-up. J Bone Joint Surg Am. 1981;63:712–7.

39. Weseley MS, Barenfeld PA, Eisenstein AL. Closed treatment of isolated radial head fractures. J Trauma Acute Care Surg. 1983;23:36–9.

40. Shulman BS, Lee JH, Liporace FA, Egol KA. Minimally displaced radial head/neck fractures (Mason type-I, OTA types 21A2.2 and 21B2.1): are we "over treating" our patients? J Orthop Trauma. 2015;29:e31–5.

41. Dowdy PA, Bain GI, King GJ, Patterson SD. The midline posterior elbow incision. An anatomical appraisal. J Bone Joint Surg Br. 1995;77(5): 696–9.

42. Witt JD, Kamineni S. The posterior interosseous nerve and the posterolateral approach to the proximal radius. J Bone Joint Surg Br. 1998;80(2):240–2.

43. Kocher T. Text-book of operative surgery. New York: Macmillan; 1913.

44. Kaplan EB. Surgical approach to the proximal end of the radius and its use in fractures of the head and neck of the radius. J Bone Joint Surg. 1941;23:86–92.

45. Cheung EV, Steinmann SP. Surgical approaches to the elbow. J Am Acad Orthop Surg. 2009;17:325–33. American Academy of Orthopaedic Surgeons.

46. Desloges W, Louati H, Papp SR, Pollock JW. Objective analysis of lateral elbow exposure with the extensor digitorum communis split compared with the kocher interval. J Bone Joint Surg. 2014;96:387–93.

47. Parasa RB, Maffulli N. Surgical management of radial head fractures. J R Coll Surg Edinb. 2001;46:76–85.

48. Goldberg I, Peylan J, Yosipovitch Z. Late results of excision of the radial head for an isolated closed fracture. J Bone Joint Surg Am. 1986;68(5):675–9. The American Orthopedic Association.

49. Yalcinkaya M, Bagatur AE, Erdogan S, Zorer G. Resection arthroplasty for Mason type III radial head fractures yield good clinical but poor radiological results in the long term. Orthopedics. 2013;36(11):e1358–64. SLACK Incorporated.

50. Coleman DA, Blair WF, Shurr D. Resection of the radial head for fracture of the radial head. Long-term follow-up of seventeen cases. J Bone Joint Surg Am. 1987;69(3):385–92.

51. Poehling GG, Whipple TL, Sisco L, Goldman B Ⅲ. Elbow arthroscopy: a new technique. Arthroscopy. 2010;26:1246–7.

52. Wijeratna M, Bailey KA, Pace A, Tytherleigh-Strong G, Van Rensburg L, Kent M. Arthroscopic radial head excision in managing elbow trauma. International Orthopaedics (SICOT). 2012;36:2507–12.

53. Ring D, Quintero J, Jupiter JB. Open reduction and internal fixation of fractures of the radial head. J Bone Joint Surg Am. 2002;84:1811–5. The American Orthopedic Association.

54. Sanders RA, French HG. Open reduction and internal fixation of comminuted radial head fractures. Am J Sports Med. 1986;14:130–5. Am Orthopaedic Society for Sports Medicine.

55. Zwingmann J, Welzel M, Dovi-Akue D, Schmal H, Südkamp NP, Strohm PC. Clinical results after different operative treatment methods of radial head and neck fractures: a systematic review and meta-analysis of clinical outcome. Injury. 2013;44(11):1540–50.

56. Rolla PR, Surace MF, Bini A, Pilato G. Arthroscopic treatment of fractures of the radial head. Arthroscopy. 2006;22:233.e1–6.

57. Brooks-Hill AL, Regan WD. Extra-articular arthroscopic lateral elbow release. Arthroscopy. 2008;24:483–5.

58. Patterson JD, Jones CK, Glisson RR, Caputo AE, Goetz TJ, Goldner RD. Stiffness of simulated radial neck fractures fixed with 4 different devices. J Shoulder Elb Surg. 2001;10:57–61.

59. Robert Giffin J, King GJW, Patterson SD, Johnson JA. Internal fixation of radial neck fractures: an in vitro biomechanical analysis. Clin Biomech. 2004;19:358–61.

60. Smith AM, Morrey BF, Steinmann SP. Low profile fixation of radial head and neck fractures: surgical technique and clinical experience. J Orthop Trauma. 2007;21:718–24.

61. Itamura J, Roidis N, Mirzayan R, Vaishnav S, Learch T, Shean C. Radial head fractures: MRI evaluation of associated injuries. J Shoulder Elb Surg. 2005;14:421–4.

62. Caputo AE, Burton KJ, Cohen MS, King GJ. Articular cartilage injuries of the capitellum interposed in radial head fractures: a report of ten cases. J Shoulder Elb Surg. 2006;15:716–20.

63. King GJ, Zarzour ZD, Rath DA, Dunning CE, Patterson SD, Johnson JA. Metallic radial head arthroplasty improves valgus stability of the elbow. Clin Orthop Relat Res. 1999;368:114–25.

64. Shannon HL, Deluce SR, Giles JW, Johnson JA, King GJW. The effect of radial head implant shape on radiocapitellar kinematics during in vitro forearm rotation. J Shoulder Elbow Surg. 2015;24(2):258–64. Elsevier.

65. Harrington IJ, Sekyi-Otu A, Barrington TW, Evans DC, Tuli V. The functional outcome with metallic radial head implants in the treatment of unstable elbow fractures: a long-term review. J Trauma. 2001;50:46–52.

66. Popovic N, Lemaire R, Georis P, Gillet P. Midterm results with a bipolar radial head prosthesis: radiographic evidence of loosening at the bone-cement interface. J Bone Joint Surg Am. 2007;89(11):2469–76. The Journal of Bone and Joint Surgery, Inc.

67. Chanlalit C, Shukla DR, Fitzsimmons JS, Thoreson AR, An K-N, Driscoll SW. Radiocapitellar stability: the effect of soft tissue integrity on bipolar versus monopolar radial head prostheses. J Shoulder Elb Surg. 2011;20:219–25.

68. Abdulla I, Langohr GDG, Gladwell M, Yeung C, Faber KJ, King GJW, Athwal GS. The effect of fracture comminution on the reliability and accuracy of radial head sizing. J Shoulder Elbow Surg, vol. 2015;24(3):364–8. Elsevier.

69. Doornberg JN, Linzel DS, Zurakowski D, Ring D. Reference points for radial head prosthesis size. J Hand Surg Am. 2006;31(1):53–7.

70. Frank SG, Grewal R, Johnson J, Faber KJ, King GJ, Athwal GS. Determination of correct implant size in radial head arthroplasty to avoid overlengthening. J Bone Joint Surg Am. 2000;91(7):1738–46.

71. Birkedal JP, Deal DN, Ruch DS. Loss of flexion after radial head replacement. J Shoulder Elb Surg. 2004;13:208–13.

72. Grewal R, MacDermid JC, Faber KJ, Drosdowech DS, King GJW. Comminuted radial head fractures treated with a modular metallic radial head arthroplasty. J Bone Joint Surg Am. 2006;88(10):2192–200. The Journal of Bone and Joint Surgery, Inc.

73. Thompson HC, Garcia A. Myositis ossificans: aftermath of elbow injuries. Clin Orthop Relat Res. 1967;50:129–34.

74. Coonrad RW, Roush TF, Major NM, Basamania CJ. The drop sign, a radiographic warning sign of elbow instability. J Shoulder Elb Surg. 2005;14:312–7.

75. Lee AT, Schrumpf MA, Choi D, Meyers KN, Patel R, Wright TM, Hotchkiss RN, Daluiski A. The influence of gravity on the unstable elbow. J Shoulder Elb Surg. 2013;22:81–7.

76. Mason ML. Some observations on fractures of the head of the radius with a review of one hundred cases. Br J Surg. 1954;42(172):123–32. John Wiley & Sons, Ltd.

77. Akesson T, Herbertsson P, Josefsson PO, Hasserius R, Besjakov J, Karlsson MK. Primary nonoperative treatment of moderately displaced two-part fractures of the radial head. J Bone Joint Surg Am. 2006;88(9):1909–14. The Journal of Bone and Joint Surgery, Inc.

78. Duckworth AD, Wickramasinghe NR, Clement ND, Court-Brown CM, McQueen MM. Long-term outcomes of isolated stable radial head fractures. J Bone Joint Surg Am. 2014;96(20):1716–23. The American Orthopedic Association.

79. Smits AJ, Giannakopoulos GF, Zuidema WP. Long-term results and treatment modalities of conservatively treated Broberg-Morrey type 1 radial head fractures. Injury. 2014;45:1564–8. Elsevier.

80. Duckworth AD, Clement ND, Jenkins PJ, Will EM, Court-Brown CM, McQueen MM. Socioeconomic deprivation predicts outcome following radial head and neck fractures. Injury. 2012;43:1102–6.

81. Broberg MA, Morrey BF. Results of delayed excision of the radial head after fracture. J Bone Joint Surg Am. 1986;68:669–74.

82. Miki AD, Vukadinovi SM. Late results in fractures of the radial head treated by excision. Clin Orthop Relat Res.

1983;181:220–8.

83. Edwards GSJ, Jupiter JB. Radial head fractures with acute distal radioulnar dislocation: Essex-Lopresti revisited. Clin Orthop Relat Res. 1988;234:61–9.

84. Trousdale RT, Amadio PC, Cooney WP, Morrey BF. Radio-ulnar dissociation. A review of twenty cases. J Bone Joint Surg Am. 1992;74:1486–97.

85. Ikeda M, Sugiyama K, Kang C, Takagaki T, Oka Y. Comminuted fractures of the radial head. J Bone Joint Surg Am. 2005;87:76–84. The American Orthopedic Association.

86. Menth-Chiari WA, Ruch DS, Poehling GG. Arthroscopic excision of the radial head: clinical outcome in 12 patients with post-traumatic arthritis after fracture of the radial head or rheumatoid arthritis. Arthroscopy. 2001;17(9):918–23.

87. Hall JA, McKee MD. Posterolateral rotatory instability of the elbow following radial head resection. J Bone Joint Surg Am. 2005;87(7):1571–9. The American Orthopedic Association.

88. Garland DE, Hanscom DA, Keenan MA, Smith C, Moore T. Resection of heterotopic ossification in the adult with head trauma. J Bone Joint Surg Am. 1985;67:1261–9.

89. Gaston SR, Smith FM, Baab OD. Adult injuries of the radial head and neck; importance of time element in treatment. Am J Surg. 1949;78(5):631–5.

90. Lindenhovius ALC, Felsch Q, Doornberg JN, Ring D, Kloen P. Open reduction and internal fixation compared with excision for unstable displaced fractures of the radial head. J Hand Surg Am. 2007;32(5):630–6.

91. Zarattini G, Galli S, Marchese M, Mascio LD, Pazzaglia UE. The surgical treatment of isolated Mason type 2 fractures of the radial head in adults: comparison between radial head resection and open reduction and internal fixation. J Orthop Trauma. 2012;26:229–35.

92. Yoon A, King GJW, Grewal R. Is ORIF superior to nonoperative treatment in isolated displaced partial articular fractures of the radial head? Clin Orthop Relat Res. 2014;472:2105–12.

93. Pike JM, Grewal R, Athwal GS, Faber KJ, King GJW. Open reduction and internal fixation of radial head fractures: do outcomes differ between simple and complex injuries? Clin Orthop Relat Res. 2014;472:2120–7.

94. Watters TS, Garrigues GE, Ring D, Ruch DS. Fixation versus replacement of radial head in terrible triad: is there a difference in elbow stability and prognosis? Clin Orthop Relat Res. 2014;472:2128–35.

95. Leigh WB, Ball CM. Radial head reconstruction versus replacement in the treatment of terrible triad injuries of the elbow. J Shoulder Elb Surg. 2012;21:1336–41.

96. Shukla DR, Pillai G, McAnany S, Hausman M, Parsons BO. Heterotopic ossification formation after fracture-dislocations of the elbow. J Shoulder Elb Surg. 2015;24:333–8.

97. Moro JK, Werier J, MacDermid JC, Patterson SD, King GJ. Arthroplasty with a metal radial head for unreconstructible fractures of the radial head. J Bone Joint Surg (Am Vol). 2001;83-A(8):1201–11.

98. Ruan H-J, Fan C-Y, Liu J-J, B-F Z. A comparative study of internal fixation and prosthesis replacement for radial head fractures of Mason type III. Int Orthop. 2009;33(1):249–53. Springer-Verlag.

99. Chen X, S-C W, Cao L-h, G-Q Y, Li M, J-C S. Comparison between radial head replacement and open reduction and internal fixation in clinical treatment of unstable, multi-fragmented radial head fractures. Int Orthop. 2011;35(7):1071–6. Springer-Verlag.

100. Van Glabbeek F, Van Riet RP, Baumfeld JA, Neale PG, O'Driscoll SW, Morrey BF, An KN. Detrimental effects of overstuffing or Understuffing with a radial head replacement in the medial collateral-ligament deficient elbow. J Bone Joint Surg Am. 2004;86(12):2629–35. The American Orthopedic Association.

101. Duckworth AD, Wickramasinghe NR, Clement ND, Court-Brown CM, McQueen MM. Radial head replacement for acute complex fractures: what are the rate and risks factors for revision or removal? Clin Orthop Relat Res. 2014;472:2136–43.

102. Flinkkil T, Kaisto T, Sirniö K, Hyvönen P, Leppilahti J. Short- to mid-term results of metallic press-fit radial head arthroplasty in unstable injuries of the elbow. J Bone Joint Surg Br. 2012;94(6):805–10.

103. Stuffmann E, Gannon A, Clemente J, Baratz M. Radial head prosthesis update. Tech Shoulder Elb Surg. 2009;10(1):31–8.

104. Herald J, Driscoll S. Complete dissociation of a bipolar radial head prosthesis: a case report. J Shoulder Elb Surg. 2008;17:e22–3.

第6章 孟氏骨折与类孟氏损伤

背景

虽然肘关节脱位的发生率在所有脱位中排名第二，但孟氏骨折和类孟氏损伤仍较为罕见并且复杂。该两类损伤占所有前臂近端骨折的 2%~7%，约占所有肘关节骨折脱位的 0.7%[1-4]。孟氏骨折是以尺骨损伤为基础的前臂骨折，合并上尺桡关节或桡骨头的脱位，通常较为复杂。Giovanni Battista Monteggia 在 1814 年首次描述了这种损伤类型，此后，Luis Bado 在 1967 年进一步详细描述了这类损伤[5-6]。Bado 依据损伤机制及尺骨损伤的类型提出了新的临床分型，其中包括 4 种亚型[3]。1991 年，Jesse Jupiter 根据尺骨骨折的位置和类型以及桡骨头损伤的类型将该 4 种亚型中的 Bado Ⅱ 型损伤（向后孟氏骨折）进一步细分[7-8]。除去上述典型的孟氏骨折，不少类孟氏损伤也逐渐被熟知，两者在损伤机制上具有很高的相似性[3]。

治疗孟氏骨折或类孟氏损伤时取得良好临床预后的关键在于：①早期判断损伤类型；②对尺骨进行切开复位稳定内固定治疗；③绝大多数病例需要对桡骨头进行切开复位；④制动时间尽可能短[9]。尽管对于孟氏骨折和类孟氏损伤的生物力学基础以及手术方式的新进展已经有了较好的理解和认识，但这两类损伤仍常常伴随较多术后并发症，并且临床预后较差、翻修率较高[1,10]。

分型

孟氏骨折

最初，孟氏骨折被定义为尺骨近端骨折合并桡骨头脱位，这一定义已经被许多分型进一步详细阐释和评价[11]。但既往的分型体系并不足够详尽，对治疗以及预后也并没有太大的临床指导价值。孟氏骨折、经鹰嘴骨折脱位以及一些类似孟氏骨折的损伤在临床中经常被混淆，而目前的分型体系也很难对上述损伤进行明确的区分[12-14]。

Bado 分型

Bado 分型仍然是最广为人知的孟氏

骨折分型体系，其将损伤机制和桡骨头脱位方向紧密联系起来。该分型根据桡骨头脱位方向以及尺骨骨折的成角方向对孟氏骨折进行分型[3]。其中，Ⅰ型是桡骨头向前方脱位，典型损伤机制是肘关节过伸位时前臂被迫旋前；Ⅱ型是尺骨近段或尺骨中段骨折合并桡骨头向后方或后外侧方向脱位，通常由肘关节非完全屈曲状态下受到轴向暴力所致；Ⅲ型是尺骨干骺端骨折合并桡骨头向外侧或前外侧方向脱位，通常由肘关节过伸、前臂旋前位时，受到外展或内收的暴力所致；Ⅳ型是尺骨近段或中段骨折合并桡骨头向前方脱位以及桡骨近段骨折，其损伤机制与Ⅰ型基本相似，但造成损伤的能量更高（图 6.1）[11]。其中，Ⅱ型最为常见，约占所有孟氏骨折的80%，其次是Ⅰ型（占 15%），最后是Ⅲ型和Ⅳ型（两者共占 5%）[15-16]。

Jupiter 分型

由于 Bado 分型主要关注桡骨部分，因此 Jupiter 对该分型进行了改良。为了更好地指导治疗策略的制订，Jupiter 根据尺骨骨折的位置以及桡骨头的损伤类型将 Bado Ⅱ型骨折进一步分为 4 种亚型[7,17]。ⅡA 型骨折累及尺骨鹰嘴及冠突；ⅡB 型骨折累及尺骨干骺端及骨干交界处，在尺骨冠状突的远端；ⅡC 型骨折累及尺骨骨干部分；ⅡD 型为粉碎性骨折，累及尺骨鹰嘴至骨干的全部区域（图 6.2）。

类孟氏损伤

孟氏骨折在被命名时包含了一系列尚未被明确定义的累及尺桡骨近端的复杂骨折脱位损伤[8]。在类孟氏损伤中，根据改良 Mason 分型对桡骨头骨折进行分型，并且需要对每种类型的桡骨头骨折准确辨识和评估[18-20]。各种损伤类型的多种排列组合意味着治疗策略具有复杂性和多样性（图6.3）。

尺桡骨近端骨折脱位综合分型体系

尺桡骨近端骨折脱位综合分型体系是一种综合肘关节功能解剖学基础理论与最新研究成果的分型体系[12]。该分型体系包含了骨与关节周围软组织的复杂关联，用以指导治疗策略的制订。但是，即便是如此全面详细的分型体系，许多亚组之间也不是总能被明确区分的。

该分型体系基于特定解剖结构的损伤进行分类，并将其定义为主要损伤：①尺骨骨折（累及侧副韧带止点及冠突）；②肱桡关节脱位；③上尺桡关节脱位；④桡骨骨折；⑤下尺桡关节及骨间膜的损伤；⑥肱尺关节脱位。另外，尺骨骨折根据累及部位进一步分为 6 种类型（阿拉伯数字 1~6）；根据肘关节脱位、下尺桡关节脱位以及桡骨头骨折的情况分为 5 种类型（英文字母 A~E）；分别根据脱位的方向或桡骨骨折的类型进一步细分为 3 种类型（罗马数字 Ⅰ~Ⅲ），并标记在英文字母的后面。英文字母在字母表的顺序越靠后、数字编码越大，损伤类型的复杂

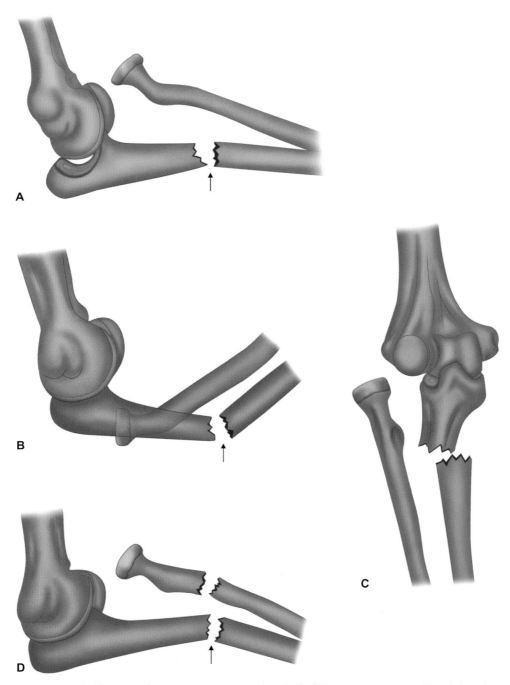

图 6.1　孟氏骨折 Bado 分型。A. Bado Ⅰ型：桡骨头前脱位。B. Bado Ⅱ型：桡骨头向后方 /
后外侧脱位。C. Bado Ⅲ型：桡骨头向外侧 / 前外侧脱位。D. Bado Ⅳ型：桡骨头前脱位合并
桡骨近端骨折 [11]

图 6.2　桡骨头骨折在 Bado Ⅱ
型孟氏骨折中较为常见，主要
由后脱位时桡骨头与肱骨小头
之间的剪切应力所致，分为 4
种类型：0 表示无骨折，1 表
示一部分骨折，2 表示二部分
骨折，3 表示粉碎性骨折[11]

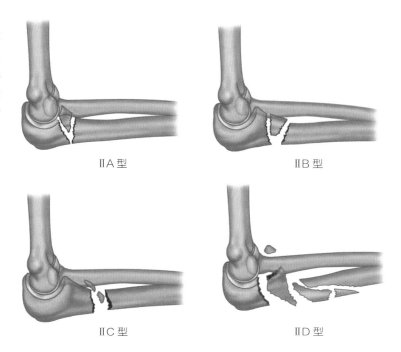

ⅡA 型　　　　　　　　　　　　ⅡB 型

ⅡC 型　　　　　　　　　　　　ⅡD 型

图 6.3　Jupiter ⅡD 型
类孟氏损伤典型病例。
A. 肘关节正侧位 X 线片。
B. CT 可见尺骨近端粉碎
性骨折（累及冠突）和桡
骨头骨折伴脱位。C. 桡
骨 头 置 换（MoPyC, Fa.
Tornier）、桡侧副韧带加
强、尺骨骨折钢板螺钉内
固定术后 X 线片

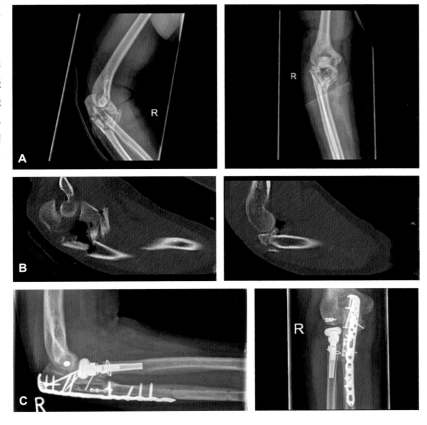

程度就越高，治疗难度越大（图 6.4）[12,21]。

症状和诊断

损伤机制通常是摔倒后过大的轴向暴力作用在伸直的手臂上[22]。患者受伤会立即出现疼痛、肿胀、局部压痛、活动受限，并且通常会出现前臂的畸形[2,23]。

为了准确地评估损伤类型从而进行必要的手术策略规划，必须进行全面且标准化的诊断。在进行任何复位或治疗操作前，必须检查血管及神经的损伤情况。肘关节正侧位 X 线检查、肘关节 CT 及 3D 重建 CT 是明确损伤情况的必要检查[11,24]。

损伤类型和与手术相关的解剖学

正确理解维持肘关节稳定性的解剖结构以及骨折类型的生物力学机制对于治疗策略的制订至关重要[9,25]。治疗孟氏骨折的首要目标是恢复正常的尺骨解剖形态、尺骨长度、冠突高度以及滑车切迹，从而恢复肘关节的稳定性[26-27]。尺骨骨干的近段 1/3 具有特殊的解剖形态，即朝向前内侧方向内翻成角。这一特殊解剖形态对关节结构尤其是上尺桡关节的对合至关重要，术中必须完全恢复[22,28]。

关于损伤机制，Bado I 型骨折通常由来自背侧的直接暴力所致：尺骨近端受到直接暴力出现骨折，桡骨头向掌侧脱位[29]。Bado II 型骨折通常由屈肘 90° 时受到轴向暴力所致，属于肘关节后脱位的一种特殊类型[30]。Bado III 型骨折通常由前臂旋前时受

到外展应力所致，桡骨头通常出现前外侧脱位[31]。而 Bado IV 型骨折的确切损伤机制尚未明确[2]。

治疗孟氏骨折时，推荐采用俯卧位后正中入路。对于大部分病例，桡骨头脱位会在尺骨获得良好解剖重建后自动恢复，通常不需要切开复位。如果尺骨重建后桡骨头仍处于脱位状态，术者需要重新评估尺骨复位情况，重点关注尺骨长度以及内翻成角[32]。

对于类孟氏损伤，推荐采用单纯后正中入路。通过尺骨骨折端游离肘肌并显露桡骨头，从后方处理桡骨头骨折。随后，先处理冠突骨折，然后处理尺骨骨干骨折。为了更好地显露冠突并达到骨折解剖复位，可能需要额外采用内侧或掌侧入路[33]。最后，进行必要的韧带重建[2,33-34]。

治疗方式

根据骨折类型、患者年龄以及复位的时间，孟氏骨折可以采用手术或非手术治疗[35]。图 6.5 根据患者的年龄为孟氏骨折这类复杂的肘关节损伤提供了一套简化版的治疗策略决策树。

非手术治疗

总体来说，闭合复位及支具外固定治疗孟氏骨折和类孟氏损伤只适用于极少的一部分儿童骨折[35-36]。对于成人，仅在急诊进行初步评估时会采用闭合复位，手术治疗仍然是越早进行越好。非手术治疗的原

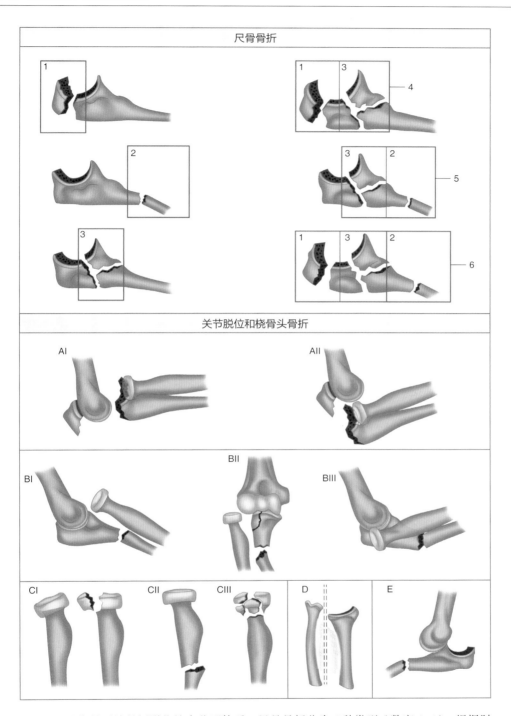

图 6.4　尺桡骨近端骨折脱位综合分型体系。尺骨骨折分为 6 种类型（数字 1~6）。根据肘
关节脱位、下尺桡关节脱位以及桡骨头骨折的情况分为 5 种类型（英文字母 A~E）；分别
根据脱位的方向或桡骨骨折的类型分为 3 种类型（罗马数字 I ~ III）[17]

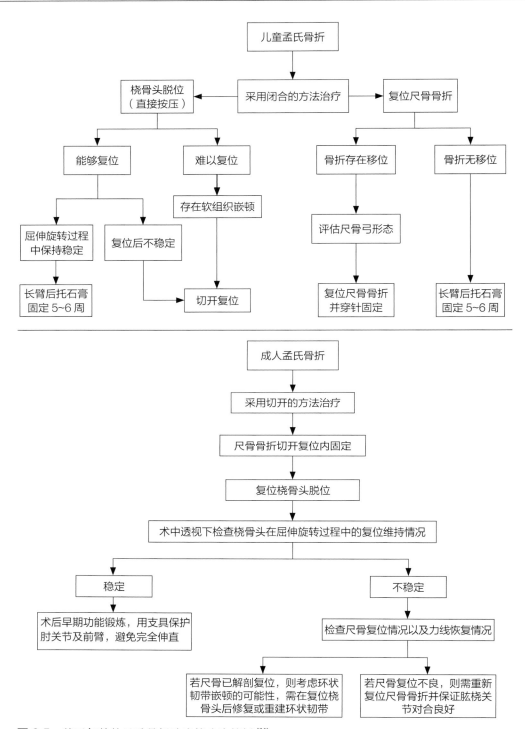

图 6.5　基于年龄的孟氏骨折治疗策略决策树 [35]

则与手术治疗相似。首先，应恢复尺骨的力线和长度，随后进行桡骨头脱位的复位[37]。由于尺骨的力线和长度非常重要，非手术治疗只适用于闭合复位后能够维持良好复位状态的稳定型尺骨骨折。以上原则只针对塑型形变和青枝骨折。对于尺骨横断骨折或短斜形骨折，可能需要通过微创髓内针技术恢复尺骨的力线和长度。Ring 和 Waters 基于尺骨骨折类型总结了儿童孟氏骨折的治疗策略（表 6.1）[36,38]。

为了避免复位过程中出现疼痛，儿童孟氏骨折的闭合复位通常需要在全麻下进行。复位应在透视下进行，以确保肱桡关节的对合以及尺骨力线的恢复[39]。通过轴向牵引恢复尺骨长度后，在肘关节屈曲 90° 且前臂旋后位时按压桡骨头恢复关节对合。为了维持复位，肘关节需要被固定屈曲 110°~120° 且保持前臂旋后位[39]。最后需要通过肘关节正侧位片来确认复位的结果[35]。为了减少对肱二头肌的牵拉，采用长臂前后托石膏使肘关节处于旋转中立位固定 4~5 周[35,39]。复位后第 4、7、11 天分别拍摄 X 线片并检查血管及神经情况，确认尺骨以及桡骨头的复位的维持情况[39]。骨折达到临床及影像学愈合标准后开始进行适当的功能锻炼，避免肘关节

僵硬[39]。

手术治疗

除了以上的非手术治疗适应证，绝大多数孟氏骨折和类孟氏损伤都需要进行手术治疗。主要的治疗原则如下[16]。

（1）切开复位尺骨骨折，并恢复肱桡关节对合（图 6.6）。

（2）治疗合并损伤（桡骨头骨折、冠突骨折、外侧副韧带断裂等）。

手术时通常采用侧卧位或仰卧位，上臂安放止血带[9,35]。推荐采用后正中或后外侧入路，能够提供较大范围的术野，同时显露尺骨 / 鹰嘴以及桡骨头。治疗成人尺骨骨折的金标准是钢板螺钉内固定术[39]，但张力带技术在简单斜形骨折中，尤其是骨折线偏尺骨近端的骨折，仍然可以应用[9,40]。为了恢复儿童的尺骨长度，可以采用髓内针技术，但仅限于能够接受生物力学稳定的尺骨骨折[41]。

恢复尺骨长度并纠正旋转畸形后，桡骨头通常能够很轻易地复位。同时，应修复环状韧带从而提高稳定性[9]。术中应在透视下检查肘关节的稳定性。

对于类孟氏损伤，合并损伤的存在会增加手术的复杂性和难度。若合并移位的桡骨头骨折（Mason Ⅱ~Ⅳ 型），则需要通过 Kocher 入路（尺侧腕伸肌和肘肌之间）进行钢板或螺钉内固定[42]。对于粉碎性桡骨头骨折，推荐采用桡骨头置换，该方法的中短期临床预后较为理想，但不推荐桡骨头切除[43]。

表 6.1　基于尺骨骨折类型的儿童急性孟氏骨折治疗策略

尺骨骨折类型	治疗方式
塑性形变	闭合复位，石膏固定
青枝（不完全）骨折	闭合复位，石膏固定
横断或短斜形完全骨折	闭合复位，髓内针固定
长斜形或粉碎性骨折	切开复位钢板螺钉内固定

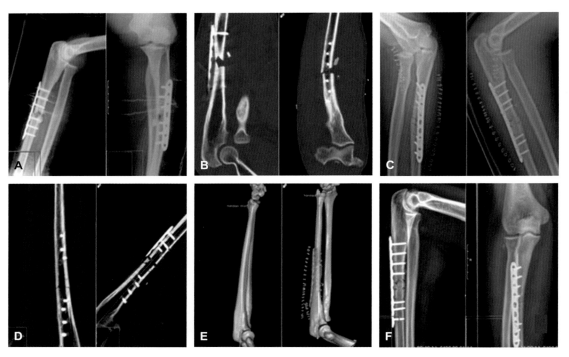

图 6.6　精准恢复尺骨长度和旋转畸形的重要性。尺骨骨折切开复位钢板螺钉内固定后桡骨头向前脱位（A, B）。进行翻修手术仔细复位尺骨后，仍呈现桡骨头半脱位（C）。翻修术后行双侧肘关节及前臂 CT 检查加 3D 重建，提示尺骨弓形态恢复欠佳（D, E）。二次翻修手术重建尺骨弓形态后，肱桡关节对合良好（F）

　　若合并冠状突骨折，肱尺关节不稳定的风险将大大提高[9]。Regan/Morrey Ⅰ型的冠状突骨折通常不需要手术治疗。Ⅱ型和Ⅲ型的冠状突骨折合并内侧副韧带损伤，使关节不稳定的风险显著提高，因此通常需要通过螺钉固定[9]。若冠状突骨折块较大，可由后向前置入螺钉固定骨折块。若冠状突骨折块较小，无法通过螺钉固定，可采用缝合锚将冠状突尖端以及前方关节囊共同固定[39]。图 6.6 显示了孟氏骨折的复杂性。一例 26 岁男性因向前孟氏骨折（Bado Ⅰ型）在外院行切开复位钢板内固定，术后转到我院，X 线检查及 CT 检查提示桡骨头仍处于向前脱位状态。由于尺骨存在明显复位不良，因此对其进行翻修手术。虽然在术中

对骨折进行了细致的复位并调整了钢板的位置，但术后仍存在桡骨头半脱位。再次行 CT 检查，对比两侧（右：患侧，左：健侧）的 3D 重建 CT 检查结果，发现了手术存在的问题以及半脱位的原因。虽然骨折看上去解剖复位了，但尺骨弓与健侧相比仍存在较大差异。因此，在二次翻修手术纠正了尺骨弓的形态后，肱桡关节对合良好，前臂旋转不受限。该病例说明，重建尺骨解剖形态是治疗孟氏骨折的重要环节。

术后康复

　　儿童患者相比成年患者更能够耐受制动，建议术后采用 bivalve casts 将肘关节

固定在屈曲 90°、前臂旋后位，制动 4~6 周。髓内固定的克氏针通常在术后 4 周取出[37,39]。

相比儿童患者，成年患者术后更容易出现肘关节僵硬，因此术后 2~3 周应拆除支具，避免长期制动。随后，开始早期功能锻炼，在理疗师的指导下进行重力辅助的屈伸功能锻炼，每周 2~3 次，持续至少 6 周[9,35,39]。术后 6 周 X 线检查复查评估骨折愈合情况，如果骨折出现愈合迹象，应适当加大康复锻炼的强度。术后 3 个月内应避免完全负重以及体育运动。

结局和并发症

孟氏骨折和类孟氏损伤切开复位内固定的临床预后与骨折类型紧密相关，70%~83% 的患者获得了相对满意的预后[44]。但是，手术治疗后有许多并发症会导致较差的预后。

既往研究指出，孟氏骨折切开复位内固定术后的骨折不愈合率高达 22%。46% 的患者术后早期出现持续疼痛，导致内植物的早期取出[44]。

肘关节僵硬仍然是孟氏骨折以及类孟氏损伤术后的主要并发症之一。儿童患者即便制动 4 周，通常也能恢复良好的肘关节功能，但成年患者通常出现术后关节活动受限。因此，推荐成年患者术后尽可能减少制动时间[37,39]。

肘关节损伤后时常出现异位骨化，导致关节疼痛及活动受限。简单尺骨骨折术后异位骨化发生率为 6%~8%，而复杂肘关节损伤术后异位骨化发生率高达 35%[16,37]。虽然术中放疗以及术后使用 NSAID 药物对于预防术后异位骨化具有较好的效果[45]，但在治疗孟氏骨折中并不推荐，应根据骨折类型以及术中创伤情况来决定是否应用[16]。

2%~9% 的患者会出现神经损伤，表现为术后持续神经麻痹症状[44]。骨间前神经（Bado Ⅰ 型）和骨间后神经（Bado Ⅱ 型）在解剖位置上邻近桡骨头和桡骨颈，因此不同方向的桡骨头脱位会造成相应的神经损伤[39,46-48]。在闭合复位并屈肘 90°~100° 支具固定肿胀肘关节的过程中，也可能出现血管神经损伤[36]。既往文献中还报道过手术治疗复杂孟氏骨折后出现医源性桡神经或尺神经损伤的病例。也正因为有上述多种原因可能造成神经损伤，所以对于每一例患者，在术前都务必详细检查并评估神经功能[16]。

合并脱位的孟氏骨折和类孟氏损伤患者，软组织损伤程度较重，需要警惕前臂骨筋膜室综合征。建议密切监测和观察肿胀、疼痛以及血管神经的情况，避免漏诊这类急症[16]。

（译者：花克涵）

参考文献

1. Laun R, Wild M, Brosius L, Hakimi M. Monteggia-like lesions – treatment strategies and one-year results. GMS Interdisc Plast Reconstr Surg DGPW. 2015;4:Doc13.
2. Korner J, Hoffmann A, Rudig L, et al. Monteggia injuries in adults: critical analysis of injury pattern, management, and results. Unfallchirurg. 2004;107(11):1026–40.
3. Bado JL. The Monteggia lesion. Clin Orthop Relat Res. 1967;50:71–86.
4. Suarez R, Barquet A, Fresco R. Epidemiology and treatment of Monteggia lesion in adults: series of 44

cases. Acta Ortop Bras. 2016;24(1):48–51.

5. Ring D, Jupiter JB, Waters PM. Monteggia fractures in children and adults. J Am Acad Orthop Surg. 1998;6(4):215–24.

6. Rehim SA, Maynard MA, Sebastin SJ, Chung KC. Monteggia fracture dislocations: a historical review. J Hand Surg Am. 2014;39(7):1384–94.

7. Jupiter JB, Leibovic SJ, Ribbans W, Wilk RM. The posterior Monteggia lesion. J Orthop Trauma. 1991;5(4):395–402.

8. Giannicola G, Sacchetti FM, Greco A, Cinotti G, Postacchini F. Management of complex elbow instability. Musculoskelet Surg. 2010;94(Suppl 1):S25–36.

9. Josten C, Freitag S. Monteggia and Monteggia-like-lesions: classification, indication, and techniques in operative treatment. Eur J Trauma Emerg Surg. 2009;35(3):296–304.

10. Konrad GG, Kundel K, Kreuz PC, Oberst M, Sudkamp NP. Monteggia fractures in adults: long-term results and prognostic factors. J Bone Joint Surg Br. 2007;89(3):354–60.

11. Greiwe. Shoulder and Elbow Trauma and its Complications. Cambridge: Woodhead Publishing; 2016.

12. Giannicola G, Greco A, Sacchetti FM, Cinotti G, Nofroni I, Postacchini F. Complex fracture-dislocations of the proximal ulna and radius in adults: a comprehensive classification. J Shoulder Elb Surg. 2011;20(8):1289–99.

13. Mouhsine E, Akiki A, Castagna A, et al. Transolecranon anterior fracture dislocation. J Shoulder Elb Surg. 2007;16(3):352–7.

14. Ring D, Jupiter JB, Sanders RW, Mast J, Simpson NS. Transolecranon fracture-dislocation of the elbow. J Orthop Trauma. 1997;11(8):545–50.

15. Bruce HE, Harvey JP, Wilson JC Jr. Monteggia fractures. J Bone Joint Surg Am. 1974;56(8):1563–76.

16. Lendemans S, Taeger G, Nast-Kolb D. Dislocation fractures of the forearm. Galeazzi, Monteggia, and Essex-Lopresti injuries. Unfallchirurg. 2008;111(12):1005–14. quiz 15-6

17. Giannicola G, Manauzzi E, Cinotti G. Management of bilateral complex fracture-dislocation of proximal ulna and radius: a case report. Musculoskelet Surg. 2012;96(Suppl 1):S87–92.

18. Johnston GW. A follow-up of one hundred cases of fracture of the head of the radius with a review of the literature. Ulster Med J. 1962;31:51–6.

19. van Riet RP, Morrey BF. Documentation of associated injuries occurring with radial head fracture. Clin Orthop Relat Res. 2008;466(1):130–4.

20. Hotchkiss RN. Displaced fractures of the radial head: internal fixation or excision? J Am Acad Orthop Surg. 1997;5(1):1–10.

21. Giannicola G, Scacchi M, Sacchetti FM, Cinotti G. Clinical usefulness of proximal ulnar and radial fracture-dislocation comprehensive classification system (PURCCS): prospective study of 39 cases. J Shoulder Elb Surg. 2013;22(12):1729–38.

22. Sandmann GH, Siebenlist S, Lenich A, et al. Traumatic elbow dislocations in bouldering. Unfallchirurg. 2014;117(3):274–80.

23. Morrey BF, An KN, Stormont TJ. Force transmission through the radial head. J Bone Joint Surg Am. 1988;70(2):250–6.

24. Lenich A, Siebenlist S. What to do with the acute elbow-instability? A treatment plan. MMW Fortschr Med. 2012;154(14):56–9.

25. Strauss EJ, Tejwani NC, Preston CF, Egol KA. The posterior Monteggia lesion with associated ulnohumeral instability. J Bone Joint Surg Br. 2006;88(1):84–9.

26. Beser CG, Demiryurek D, Ozsoy H, et al. Redefining the proximal ulna anatomy. Surg Radiol Anat. 2014;36(10):1023–31.

27. Wadia F, Kamineni S, Dhotare S, Amis A. Radiographic measurements of normal elbows: clinical relevance to olecranon fractures. Clin Anat. 2007;20(4):407–10.

28. Wang AA, Mara M, Hutchinson DT. The proximal ulna: an anatomic study with relevance to olecranon osteotomy and fracture fixation. J Shoulder Elb Surg. 2003;12(3):293–6.

29. Tompkins DG. The anterior Monteggia fracture: observations on etiology and treatment. J Bone Joint Surg Am. 1971;53(6):1109–14.

30. Penrose JH. The Monteggia fracture with posterior dislocation of the radial head. J Bone Joint Surg Br. 1951;33-B(1):65–73.

31. Mullick S. The lateral Monteggia fracture. J Bone Joint Surg Am. 1977;59(4):543–5.

32. Biberthaler P, Kanz KG, Siebenlist S. Elbow joint dislocation – important considerations for closed reduction. MMW Fortschr Med. 2015;157(9):50–2.

33. Jeon IH, Sanchez-Sotelo J, Zhao K, An KN, Morrey BM. The contribution of the coronoid and radial head to the stability of the elbow. J Bone Joint Surg Br. 2012;94(1):86–92.

34. Wegmann K, Engel K, Skouras E, et al. Reconstruction of Monteggia-like proximal ulna fractures using different fixation devices: a biomechanical study. Injury. 2016;47(8):1636–41.

35. Celli A, Marongiu MC, Fontana M, Celli L. The fracture-dislocation of the forearm – Monteggia and Essex-Lopresti lesions. In: Celli A, Celli L, Morrey BF, editors. Treatment of elbow lesions – new aspects in diagnosis and surgical techniques, vol. 1. New York: Springer; 2008. p. 113–26.

36. Bae DS. Successful strategies for managing Monteggia injuries. J Pediatr Orthop. 2016;36(4):67–70.

37. Korner J, Hansen M, Weinberg A, Hessmann M, Rommens PM. Monteggia fractures in childhood?Diagnosis and management in acute and chronic cases. European Journal of Trauma. 2004;30(6):361–70.

38. Ring D, Waters P. Operative fixation of Monteggia fractures in children. J Bone Joint Surg Br. 1996;78(5):734–9.

39. Parisi TJ, Jupiter JB. Fractures of the proximal radius and ulna: Monteggia injuries. In: Greiwe RM, editor. Shoulder and elbow trauma and its complications, vol. 2. 1st ed. San Diego: Elsevier; 2016. p. 193–223.

40. Lendemans S, Taeger G, Nast-Kolb D. Dislocation fractures of the forearm. Galeazzi, Monteggia, and Essex-Lopresti injuries. Unfallchirurg. 2008;111(12):1005–14.

quiz 15-6

41. Josten C, Freitag S. Monteggia and Monteggia-like-lesions: classification, indication, and techniques in operative treatment. Eur J Trauma Emerg Surg. 2009;35(3):296–304.

42. Suarez R, Barquet A, Fresco R. Epidemiology and treatment of Monteggia lesion in adults: series of 44 cases. Acta Ortop Bras. 2016;24(1):48–51.

43. Schmidt CM, Mann D, Schnabel M. Elastic stable intramedullary nailing as alternative therapy for pediatric Monteggia fractures. Unfallchirurg. 2008;111(5):350–7.

44. Burkhart KJ, Gruszka D, Frohn S, Wegmann K, Rommens PM, Eicker CM, et al. Locking plate osteosynthesis of the radial head fractures : clinical and radiological results. Unfallchirurg. 2015;118(11):949–56.

45. Frosch KH, Knopp W, Dresing K, Langer C, Sturmer KM. A bipolar radial head prosthesis after comminuted radial head fractures: indications, treatment and outcome after 5 years. Unfallchirurg. 2003;106(5):367–73.

46. Meffert RH, Eden L, Jansen H. Monteggia- und Monteggia-ähnliche Verletzungen. Trauma und Berufskrankheit. 2015;17(1):22–31.

47. Heyd R, Strassmann G, Schopohl B, Zamboglou N. Radiation therapy for the prevention of heterotopic ossification at the elbow. J Bone and Joint Surg (Br). 2001;83:332–4.

48. Celli A, Celli L. Elbow surgical approaches. In: Celli A, Celli L, Morrey BF, editors. Treatment of elbow lesions – new aspects in diagnosis and surgical techniques, vol. 1. New York: Springer; 2008. p. 39–59.

第 7 章　恐怖三联征

流行病学

　　肘关节脱位每年的发生率大约为 5.21/100 000。肘关节为仅次于肩关节的第二常见脱位的关节[17,26,44]。恐怖三联征大约占肘关节脱位的 8%，是相对少见的损伤类型[35]。

　　这种损伤的平均发病年龄为 45 岁，优势手更常见（60.8%）[4,6,11,14-16,27-28,34-36,40,47-48,51]。恐怖三联征更常见于男性，患者的男女比例约为 1.7∶1[4,6,11,14-16,27-28,34-36,40,47-48,51]。有大约一半的病例和运动相关[44]。

　　在一些高能量损伤中，肘关节恐怖三联征可合并同侧的肩、前臂、腕关节损伤[11,14,28,48]。

分型

　　恐怖三联征最早由 Hotchkiss 在 1996 年提出，被定义为：肘关节后脱位合并桡骨头骨折和冠状突骨折[1]。

桡骨头骨折

　　桡骨头骨折常采用改良 Mason 分型[3]（参见本书第 5 章"桡骨头骨折"）。恐怖三联征为肘关节脱位伴骨折，所以所有这类损伤中的桡骨头骨折均为 Ⅳ 型。恐怖三联征中的桡骨头骨折大部分为移位的骨折，51.1% 为二部分移位骨折（对应 Mason Ⅱ型），40.7% 表现为多部分骨折（对应 Mason Ⅲ 型），只有 8.2% 的恐怖三联征为二部分无移位桡骨头骨折（对应 Mason Ⅰ型）[4,6,11,14-15,27-28,35,39,47-48,51]。

冠状突骨折

　　1989 年，Regan 和 Morrey 根据骨折的累及范围对冠状突骨折进行了分型，Ⅰ 型为冠突尖部骨折，Ⅱ 型为涉及冠突 50% 以下的骨折，Ⅲ 型为涉及超过冠突 50% 的骨折（图 7.1a）[37]。恐怖三联征中的大多数冠突骨折为 Ⅰ 型（28.5%）和 Ⅱ 型（68.9%）。Ⅲ型在恐怖三联征中很少见，只占 2.6%[4,6,11,14-15,27-28,35,39,47-48,51]。

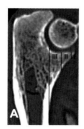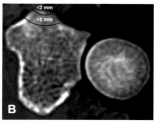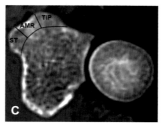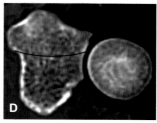

图 7.1　冠突骨折的分型。Regan–Morrey 分型：Ⅰ型，冠突尖部骨折；Ⅱ型，骨折小于冠状突的 50%；Ⅲ型，骨折大于冠突的 50%（A）[37]。O'Driscoll 分型 [33]：Ⅰ型，横断骨折，Ⅰ.1 型，< 2 mm，Ⅰ.2 型，> 2 mm（B）；Ⅱ型，前内侧面骨折，Ⅱ.1 型，前内侧边缘（AMR）骨折，Ⅱ.2 型，AMR+ 冠突尖部（TIP）骨折，Ⅱ.3 型，AMR+ 高耸结节（ST）骨折伴（或）不伴 TIP 骨折（C）；Ⅲ型，基底部骨折，Ⅲ.1 型，冠突体 / 基底骨折，Ⅲ.2 型，冠突基底伴鹰嘴骨折（D）

O'Driscoll 在 2003 年根据不同骨折机制对冠突骨折进行了重新分型。Ⅰ型为横断骨折；Ⅱ型为前内侧面骨折；Ⅲ型有涉及高耸结节的骨折，主要由外翻或后内侧不稳定造成还涉及基底部和体部的骨折（图 7.1d）[33]。恐怖三联征中的冠突骨折通常为横断骨折，对应 O'Driscoll 分型中的Ⅰ型，而Ⅱ型和Ⅲ型相对少见 [8–9,14,28,51]。

症状和诊断

初始评估

恐怖三联征患者受伤后马上出现患肘的疼痛、肿胀、活动受限。患者可能无法详细回忆损伤机制，但许多患者描述摔倒时手处于外展的姿势。这种损伤通常发生在运动时的高能量创伤。老年患者的低能量损伤也可造成恐怖三联征。部分患者受伤后可出现肘关节畸形。患者就诊后，应先对患者进行全面的体格检查，以评估任何可能存在的合并损伤，尤其是患侧肩、前臂、腕关节的损伤。需要仔细观察患肢皮肤状况，以避免漏诊一些隐蔽的开放性伤口。患肢的血管及神经功能也需要仔细检查。

诊断流程

首先应对患肘拍摄肘关节正侧位 X 线片，还可拍摄肘关节斜位 X 线片以观察桡骨头。在影像学上，冠状突的骨折块经常被肱骨远端或桡骨头遮盖，因此容易漏诊。侧位片上，冠突近端小的三角形骨折块或冠突尖部远端的形状可以提示是否存在冠状突骨折（图 7.2）。

如果影像学证实了肘关节后脱位，应该立刻在麻醉下行闭合复位。复位时使患者前臂旋前、屈肘，并给予轴向牵引。在透视下，进行内外翻应力试验以评估内外侧副韧带的损伤情况，详细记录内外翻不稳定程度。同时，需要评估肘关节被动屈伸时的稳定性。如果在内外翻试验或被动屈曲超过

30° 时出现肘关节再脱位，提示肘关节存在严重不稳定。在复位和评估稳定性后，应使用支具将肘关节固定在屈曲 90°、前臂中立位。随后再次评估血管及神经功能。

通过标准影像学检查来确定肘关节是否成功复位。尽管有些病例只拍摄 X 线片即可确认复位状态，但还是应该进一步进行 CT 检查，以更好地对骨折进行分型，同时评估关节对合情况和骨折块位置。（图7.2~7.4）。患者通常不需要进行肘关节 MRI。

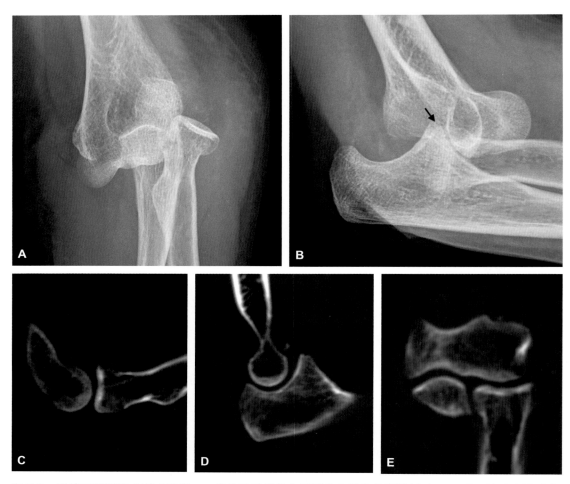

图 7.2　恐怖三联征的非手术治疗。X 线片显示肘关节后脱位合并桡骨颈骨折（Mason Ⅱ 型）和冠突尖部骨折（O'Driscoll Ⅰ.1），黑色箭头为缺失的冠突尖部（A, B）。闭合复位后，CT 显示矢状位序列同心的肱桡关节（C），矢状位序列同心的肱尺关节和移位的冠突尖部（D）以及冠状位相互匹配的各个关节（E）

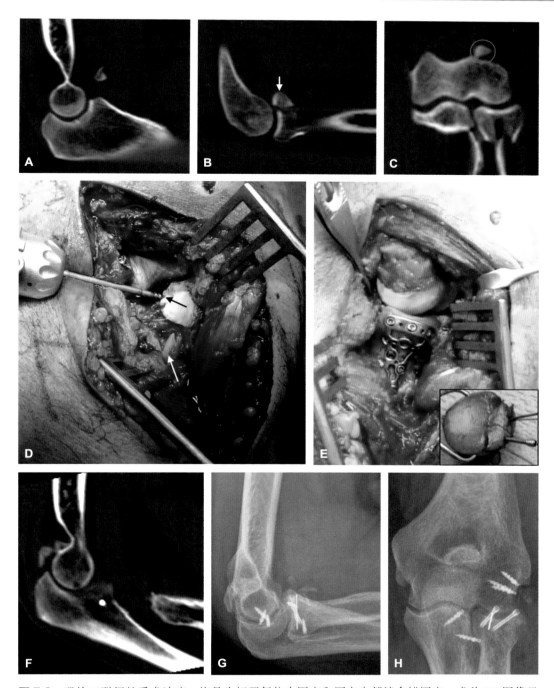

图 7.3　恐怖三联征的手术治疗：桡骨头切开复位内固定和冠突尖部缝合锚固定。术前 CT 图像显示了移位的冠状突骨折（O'Driscoll Ⅰ.2 型）（A）和粉碎性桡骨头骨折（B，C）。红圈（C）为肱骨小头后侧的桡骨头骨折块。术中照片可见，外侧为 Kocher 入路。切除桡骨头骨折块后，对冠突尖部（黑色箭头）进行了缝合锚固定，白色箭头为桡骨体（D）。体外重建桡骨头（右下角）后，通过解剖型锁定钢板对桡骨头、桡骨颈进行了内固定（E）。术后 1 年 CT 图像（F）及 X 线片（G，H）显示桡骨头骨折愈合。将内固定物取出。CT 图像和 X 线片显示冠突窝存在限制肘关节伸直的异位骨化。患者对预后较为满意，未手术切除异位骨化

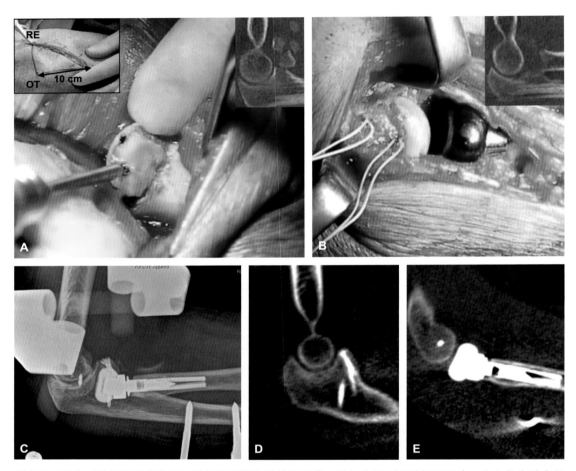

图 7.4　恐怖三联征的手术治疗：桡骨头置换和冠状突重建。桡骨头和冠突骨折的重建，左上角为手术的皮肤切口，以鹰嘴尖、桡侧上髁（RE）和鹰嘴尖部远端 10 cm 处（OT）为顶点画一个三角形，在该三角形的斜边，即 Kocher 间隙的体表投影处做皮肤切口（A）。桡骨头单极假体置换（B）。术后侧位片，由于桡骨头置换和冠突重建后存在持续性肘关节不稳定，故对其应用了铰链式外固定架（C）。末次随访显示关节对合良好，冠突重建稳定，桡骨头假体未出现松动（D, E）

损伤机制和与手术相关的解剖学

损伤机制

　　恐怖三联征经典的损伤机制为手臂外展、伸肘或轻微屈肘时摔倒。Fitzpatrick 等通过体外生物力学研究证实，摔倒时前臂旋前易造成恐怖三联征，旋后则容易导致单纯的肘关节脱位[13]。前臂旋前时外侧稳定装置的应力提高[10,24]，增加了骨间膜应力，因此肘关节后脱位时易出现桡骨头和冠状突骨折。

　　在摔倒时，如果前臂外旋或内旋，同时受到向后的应力，则容易导致后脱位。冠突和桡骨头前缘为限制前臂向后的首要限制装置。因此，在肱骨滑车的作用下，冠突发生横断撕裂（O'Driscoll Ⅰ 型）[33]。肱骨小头的损伤可造成桡骨头前缘骨折。肱桡或肱尺关节原始内外翻应力会造成更复杂的桡骨头或冠突骨折。尤其在高能量损伤中，轴向暴力可能导致桡骨头多块粉碎性骨折或体积更大的冠突骨折。

　　桡骨头骨折，尤其在恐怖三联征中，通常意味着骨韧带损伤[23]。根据 McKee 等的研究，几乎 100% 的恐怖三联征患者存在外侧副韧带断裂，56% 存在内侧副韧带断裂。MCL 和 LCL 最常见的断裂部位为它们的肱骨侧起点[30]。

与手术相关的解剖学和生物力学

　　同 MCL 一样，桡骨头是肘关节主要的外翻稳定装置[45]。大约 60% 的肘关节轴向应力大通过桡骨柱传导，所以桡骨头也是重要的轴向稳定装置[32]。因此，桡骨头切除会严重破坏肘关节稳定性，尤其在类似恐怖三联征这样合并骨间膜和韧带损伤的病例中[2]。因此，恐怖三联征患者不适合行桡骨头切除术，应尽量保留桡骨柱。如果桡骨头难以重建，则应行桡骨头置换术。尽管桡骨头假体不能完全恢复天然桡骨头的生物力学功能，但其能恢复外翻和轴向稳定性[21,41,45]。对于急性损伤，单极假体比双极假体更合适，因为前者能提供更好的肱桡关节稳定性[5,31]。

　　冠状突骨折增强了肘关节旋转的不稳定性，因为冠突骨折后，其失去了在向后的应力下对滑车的限制作用。然而，冠状突不是外翻应力的重要稳定装置[22]。对于Ⅲ型冠状突骨折和所有累及高耸结节的冠状突骨折，切开复位内固定是主要治疗方法。因为高耸结节涉及到 MCL 的止点，所以涉及它的骨折至少为Ⅱ型骨折，切开复位内固定能更好地恢复肘关节的外翻稳定性[42]。如果冠状突严重粉碎，无法行切开复位内固定，可用鹰嘴尖、桡骨头骨折块或从髂前上棘取得的骨块来重建冠状突（图 7.4）[25]。

治疗方式

非手术治疗

　　尽管大量的恐怖三联征患者需要手术治疗[29]，但如果符合如下所有条件（图 7.2），一些患者依然可以进行非手术治疗[4,15]。

- 闭合复位后关节对位良好。
- 屈伸活动稳定，无再脱位倾向。
- 桡骨头骨折移位很小（<2 mm，对应 Mason Ⅰ 型[3]）。
- 冠状突为小的横断骨折（<冠突 30%），未累及前内侧面。
- 肘关节屈伸和前臂旋转无骨性阻挡（例如，关节间骨软骨损伤）。

非手术治疗的患者必须进行短期随访，如果后续以上适应证有任何一条无法满足，则需考虑手术治疗。

　　根据笔者的临床经验，患者受伤后，应先使用支具将患肘于屈曲 90°、前臂旋转中立位固定 7~10 天。随后，使用铰链式肘关节支具让前臂在维持旋转中立位的同时进行屈伸功能锻炼，前 4 周伸肘不应超过 20°，因为完全伸肘可能导致肘关节不稳定。每周应进行 2~3 次康复治疗，在行康复治疗时可以暂时摘除支具，并完全屈伸肘关节，只有在屈肘 90° 时才能旋转前臂。受伤 4 周后，可在夜间使用静态稳定支具来伸直肘关节以矫正屈曲挛缩。在受伤后 7 周或影像学证实骨折较稳固后才可进行负重锻炼。

手术治疗

任何不符合非手术治疗适应证和无明显手术禁忌证的恐怖三联征患者均建议行手术治疗来恢复肘关节对合和稳定性。

手术开始时可以先使用诊断性关节镜来评估损伤程度以及探查移位的骨折块，尤其是在后方的骨折块（图 7.3c）。治疗较轻的桡骨头二部分骨折（Mason Ⅱ 型）和冠突骨折（O'Driscoll Ⅰ 型，Regan–Morrey Ⅰ/Ⅱ型）时，可对桡骨头行关节镜辅助下经皮复位内固定，同时使用全螺纹埋头加压螺钉固定冠状突。如果这种方法难以固定骨折或骨折较复杂，则应使用外侧入路切开复位内固定。

外侧入路

患者取仰卧位，患肢外展 90° 置于手桌上，根据术者习惯决定是否使用止血带。以鹰嘴尖、桡侧外上髁和尺骨后缘鹰嘴尖远端 10 cm 处 3 个点绘制一个直角沿尺骨后缘距三角形，为肘肌的体表投射（图 7.4a）。沿该三角形的斜边切开皮肤，即肘肌和尺侧腕伸肌间的 Kocher 间隙。在分离皮肤和皮下组织后，切开前臂筋膜以明确 Kocher 间隙。沿 Kocher 间隙钝性分离肘肌和尺侧腕

伸肌，暴露外侧副韧带和关节囊。纵向切开环状韧带和关节囊，暴露桡骨头。可以沿外侧髁切开并翻开外侧韧带复合体和指总伸肌，以更好地暴露肱桡关节和冠状突。一些高能量创伤患者，由于软组织严重损毁，可能仅切开外侧皮肤和皮下组织就能暴露肘关节（图 7.3d）。

治疗一些简单的、非粉碎性冠突骨折（O'Driscoll Ⅰ 型）以及桡骨头前缘骨折（Mason Ⅱ 型）时，通过劈指总伸肌入路即可完成骨折复位。

桡骨头骨折的治疗

通过外侧入路暴露关节后，对桡骨头骨折进行评估。二部分或三部分桡骨头骨折可通过埋头加压螺钉进行切开复位内固定。如果桡骨头严重粉碎，可以对其进行"桌上重建"，随后，使用塑形后的解剖板对其进行固定（图 7.3e）。需要特别注意，应尽可能把钢板放置在桡骨头"安全区"，以避免影响上尺桡关节，进而影响前臂旋转 [38]。在完全旋后位，钢板应该紧贴上尺桡关节后缘（桡骨头"安全区"）放置。

如果桡骨头难以重建，或缺失超过30%，则建议行桡骨头置换术来恢复肱桡关节稳定性（图 7.4b）[43]。骨折 – 脱位的患者应避免行桡骨头切除术，因为切除桡骨头会导致关节整体不稳定。治疗急性骨折 –脱位时，建议使用桡骨头单极假体，因为生物力学数据证实，其与双极假体相比，能更好地恢复肘关节稳定性 [5,31]。对恐怖三联征患者来说，选择正确的桡骨头假体非常重要 [18]。桡骨头假体偏小或偏大都会严重改变

肘关节生物力学，进而损坏肱桡关节和肱尺关节的稳定性[45]。Van Riet 等证实，尺骨乙状切迹后外侧缘可以作为一个参考点[46]。为了充分恢复桡骨长度，桡骨头假体应该与该解剖标志处于同一水平。

回顾现有文献，在恐怖三联征桡骨头骨折病例中，大约 2/3 接受了桡骨头置换术，1/3 接受了切开复位内固定[4,7,11–12,14–16,27–28,34–36,39,48,50–51]。

冠状突骨折的治疗

为了维持关节稳定，通常建议对冠状突骨折进行固定。在固定桡骨头前，尤其是对于一些完全分离的桡骨头骨折，可以通过前臂外旋来暴露冠状突（图 7.3d）。

治疗 O'Driscoll Ⅰ.1 型骨折时，因为骨折块太小，因此不适宜使用螺钉固定，但可以通过缝合锚对其进行固定。将 1~2 枚缝合锚固定在骨折基底部，随后缝线穿过连接骨折块的前方关节囊，拉紧缝线可完成冠突骨折块的复位。或者，可以使用套索对冠突进行固定，使用缝线通过前后两个钻孔缠绕尺骨，随后穿过前方关节囊，拉紧缝线完成冠突复位[36]。

螺钉或钢板通常用于 O'Driscoll Ⅰ.2 型骨折。如果通过延长 Kocher 入路充分暴露冠突，可沿尺骨近端从前向后插入 2 枚克氏针临时固定冠突骨折块。随后，可用 2 枚空心埋头加压螺钉代替克氏针，达到稳定内固定。同样，也可使用钢板进行固定。如果冠突暴露不充分，可经皮从后向前插入 2 枚克氏针临时固定骨折块，随后打入 2 枚空心埋头加压螺钉。在高能量创伤中，冠突由于粉碎较严重，可能难以固定，这种情况可以使用部分桡骨头（如果行桡骨头置换，图 7.4a）、鹰嘴尖或髂前上棘来重建冠状突。

O'Driscoll Ⅱ 型和 Ⅲ 型骨折在恐怖三联征中很少见，可以通过内侧入路使用钢板对其进行稳定内固定。如果通过外侧或内侧入路能充分暴露冠状突，则一般不采用前方切开肱肌入路，因为该入路距离上肢的神经、血管束太近。

LCL 修复

稳定固定桡骨头和冠状突骨折后，需要重建沿总伸肌分布的外侧副韧带肱骨起点。通常采用沿肱骨小头活动轴心置入一枚锚钉的方式来重建外侧副韧带，同时在外上髁置入锚钉以重建指总伸肌肌腱。前臂筋膜需要小心地闭合，因为其对外侧肘关节的稳定性非常重要，且是预防深部感染的重要屏障。

其他措施

固定桡骨头和冠状突骨折并重建外侧软组织结构后，应该再一次对关节稳定性进行评估。如果外翻稳定性差，则应考虑通过另一个内侧入路来重建内侧副韧带和屈肌 – 旋前肌群。通过劈尺侧腕伸肌入路，对尺神经进行减压，同时在内上髁处暴露内侧副韧带以及旋前肌群。该内侧入路与外侧入路类似，可以通过缝合锚对内侧软组织结构进行重建。

如果肘关节依然不稳定，可以应用肘关节铰链式外固定架。安装外固定架时，定位肘关节的旋转中心轴对术后肘关节的正常屈伸非常重要。定位针可在缝合切口之前置入外上髁，因为这样可充分暴露，能够更加准确地定位。在置入肱骨侧定位针时应小心谨慎，以防造成桡神经损伤[19-20,49]。笔者建议做一个小切口来最小化神经相关并发症的风险。

除了上述措施，一些术者喜欢行后正中切口，掀起全层皮瓣，这样可以仅通过一个切口对内、外侧进行处理。

图 7.5 总结了恐怖三联征的治疗流程。

术后护理

术后应用弹性加压绷带，直到肿胀消退。术后 4 周内，患肢通过铰链式肘关节支具，将伸肘限制在不超过 20°，其中，第 1 周屈肘限制在 90° 内。随后每周屈肘角度增加 10°。佩戴支具期间，患者可在支具允许活动范围内，在前臂保持旋转中立位的情况下进行主动肘关节屈伸活动。术后可马上进行康复治疗。康复治疗期间，可以摘掉支具，进行全活动范围的辅助下屈伸锻炼。只有在屈肘 90° 的情况下才可进行前臂旋转训练。在术后第 5 周，可以在夜间佩戴静态活动支具以避免肘关节挛缩。术后第 6 周可以摘掉肘关节支具。术后第 7 周或放射学检查证实骨折愈合牢固之后，可以进行患肢的负重锻炼。

预后和并发症

非手术治疗

只有很少的患者满足非手术治疗的标准。根据 McKee 等的研究，只有不到 5% 的患者可以行非手术治疗[29]。因此，对非手术治疗的研究报道相对较少。Guitton 等报道了 4 例非手术治疗患者的预后，3 例患者末次随访取得了满意的临床结果，1 例 32 岁男性患者治疗后出现了尺神经症状，并在伤后第 8 个月接受了翻修手术[15]。这例患者为 Mason Ⅱ 型的桡骨头骨折，骨折块超过 5 mm 且累及 30% 的关节面，因此不满足非手术治疗的标准（图 7.5）。

在 2014 年，Chan 等发表了迄今为止最大的研究案例报道，12 例恐怖三联征患者接受了非手术治疗，随访时间为 36 个月，这些患者平均屈伸活动范围为 128°，平均屈伸受限 6°。Mayo 评分 94 分，DASH 8 分[4]。有两例患者出现并发症：一例出现了早期不稳定，另一例进行了关节镜下鹰嘴窝骨化清除术。Chan 等的研究结果显示，对于符合适应证的恐怖三联征患者，非手术治疗能取得很好的临床预后[4]。

手术治疗（表 7.1）

早期阶段

恐怖三联征手术治疗的早期文献并没有建立标准化的治疗方案。Ring 等在 2002 年的一项纳入 11 例患者的研究报道，其中 7 例结果较差[40]。在这些病例中，没有任何患者的冠突得到固定，且 4 例患者进行了桡骨头切除，这可能是预后较差的原因[40]。

建立标准化方案

Pugh 等建立了恐怖三联征的标准化治

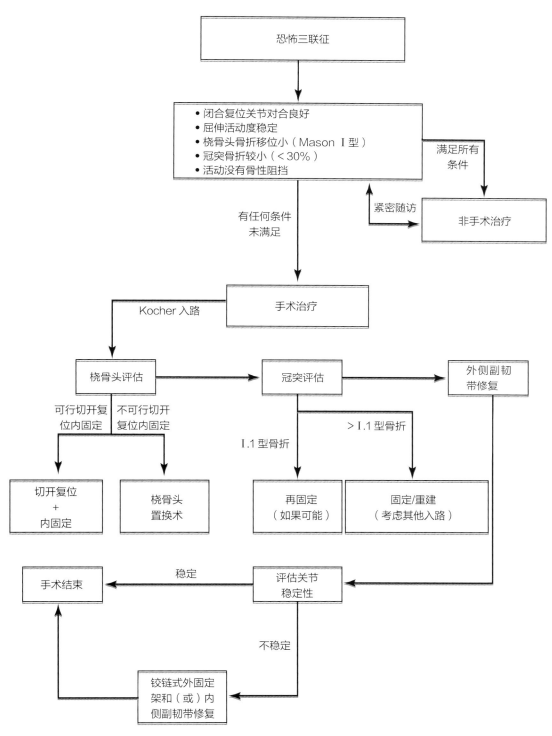

图 7.5　恐怖三联征的治疗流程

表 7.1　手术治疗恐怖三联征的临床结果

作者	年份	N	FU	RH	冠突固定	其他	活动范围	评分	并发症
Ring 等 [40]	2002	11	84	5 例 ORIF，4 例切除，2 例未处理	0/11	无	n/a	BMS：76 分	7/11
Pugh 等 [36]	2004	36	34	20 例 ORIF，13 例 RHR，3 例未处理	36/36	2 例外架	112°	MEPS：88 分	8/36
Egol 等 [11]	2007	29	27	8 例 ORIF，15 例 RHR，3 例切除	0/29	13 例外架	109°	MEPS：81 分，DASH：28 分	13/29
Forthman 等 [14]	2007	22	28	1 例 ORIF，20 例 RHR，1 例移植	22/22	4 例尺神经松解	112°	MEPS：86 分，DASH：13 分	8/22
Lindenhovius 等 [28]	2008	18	29	1 例 ORIF，17 例 RHR	18/18	4 例尺神经松解	119°	MEPS：88 分，DASH：15 分	5/18
Leigh 等 [27]	2012	24	41	13 例 ORIF，11 例 RHR	23/23	无	135°	ASES：85 分，DASH：10 分	7/24
Watters 等 [48]	2013	39	24	9 例 ORIF，30 例 RHR	39/39	无	115°	BMS：90 分，DASH：16 分	14/39
Zhang 等 [51]	2014	21	32	19 例 ORIF，2 例 RHR	21/21	无	126°	MEPS：95 分	5/21

注：继往文献汇总 N—病例数；FU—随访时间；RH—桡骨头；ORIF—切开复位内固定；RHR—桡骨头置换；BMS—Broberg–Morrey 评分；MEPS Mayo—评分；DASH—上肢功能障碍评分。

疗方案，这在现今仍然通用[36]。这个方案为，通过外侧 Kocher 入路进行桡骨头重建（或置换）、冠状突内固定以及修复外侧副韧带。如果完成上述步骤后肘关节仍然不稳定，则建议对内侧副韧带进行修复，同时使用铰链式外固定架。Pugh 等在这一研究中纳入 36 例患者的平均 34 个月的随访研究报道，所有患者的平均 Mayo 评分为 88 分，屈伸活动范围为 112°±11°。有 8 例（22%）患者进行了翻修手术，其中 4 例因肘关节僵硬，2 例因滑膜炎，另外 2 例分别因感染和肘关节再发不稳定[36]。虽然这种治疗方案显著提高了这些患者的功能预后，但是这种严重损伤仍然很容易发生并发症。

第一时间正确治疗

对于恐怖三联征患者，第一时间正确治疗非常重要，因为这样可尽可能减少患者肢体功能障碍的风险。Lindenhovius 等发现，未在第一时间完成有效治疗的患者功能预后更差[28]。伤后立刻进行治疗的患者平均屈伸活动范围为 119°，屈曲受限约 17°，而未及时治疗的患者平均屈伸活动范围为 100°，伸直受限大约 30°（$P < 0.05$）。

切开复位内固定与桡骨头置换术

目前，有两项比较采用切开复位内固定和桡骨头置换治疗恐怖三联征中桡骨头骨折的研究。Watters 等进行了一项超过 18 个月的随访研究，发现两组患者在活动范围、DASH 评分和 Broberg–Morrey 评分中没有任何差异，但桡骨头置换组的术后影像学常表现出骨关节炎征象[48]。但切开复位内固定组的翻修比例（4/9）高于桡骨头置换组

（7/30）。由于案例数量较少，两组间没有统计学差异。Leigh 等进行的平均 41 个月的随访研究也发现，切开复位内固定组的翻修比例（5/13）要高于桡骨头置换组（2/11）[27]。

系统综述

纳入已有研究的系统综述显示，恐怖三联征术后末次随访，平均屈伸活动范围为 113°，屈曲受限约 18°，旋转活动范围为 138°，DASH 评分为 17 分，Mayo 评分为 87 分 [4,7,11-12,14-16,27-28,34-36,39,48,50-51]。恐怖三联征最常见的并发症为肘关节僵硬，大约发生于 10.3% 的患者术后。内固定失效的发生率为 6.7%，仅次于肘关节僵硬，尺神经症状的发生率为 6.7%。再发肘关节不稳定，是桡骨头置换的主要并发症，发生率为 2.6%，常见于假体型号过大（1.9%）。此外，大约有 1.2% 的患者术后出现感染 [4,7,11-12,14-16,27-28,34-36,39,48,50-51]。术后影像学经常见到异位骨化和骨关节炎征象，但这很少影响临床预后 [7]。

参考文献

1. Hotchkiss RN. Fractures and dislocations of the elbow. In: Rockwood CA Jr., Green DP, Bucholz RW, Heckman JD, eds. Rockwood and green's fractures in adults. Philadelphia, PA. Lippincott-Raven 1996;929–1024.
2. Beingessner DM, Dunning CE, Gordon KD, Johnson JA, King GJ. The effect of radial head excision and arthroplasty on elbow kinematics and stability. J Bone Joint Surg Am. 2004;86-A:1730–9.
3. Broberg MA, Morrey BF. Results of treatment of fracture-dislocations of the elbow. Clin Orthop Relat Res. 1987;216:109–19.
4. Chan K, MacDermid JC, Faber KJ, King GJ, Athwal GS. Can we treat select terrible triad injuries nonoperatively? Clin Orthop Relat Res. 2014;472:2092–9. https://doi.org/10.1007/s11999-014-3518-9.
5. Chanlalit C, Shukla DR, Fitzsimmons JS, An KN,

O'Driscoll SW. The biomechanical effect of prosthetic design on radiocapitellar stability in a terrible triad model. J Orthop Trauma. 2012;26:539–44. https://doi.org/10.1097/BOT.0b013e318238b3a2.
6. Chen HW, Liu GD, Ou S, Fei J, Zhao GS, Wu LJ, et al. Operative treatment of terrible triad of the elbow via posterolateral and anteromedial approaches. PLoS One. 2015;10:e0124821. https://doi.org/10.1371/journal.pone.0124821.
7. Chen HW, Liu GD, Wu LJ. Complications of treating terrible triad injury of the elbow: a systematic review. PLoS One. 2014;9:e97476. https://doi.org/10.1371/journal.pone.0097476.
8. Doornberg JN, Ring D. Coronoid fracture patterns. J Hand Surg Am. 2006;31:45–52. https://doi.org/10.1016/j.jhsa.2005.08.014.
9. Doornberg JN, van Duijn J, Ring D. Coronoid fracture height in terrible-triad injuries. J Hand Surg Am. 2006;31:794–7. https://doi.org/10.1016/j.jhsa.2006.01.004.
10. Dunning CE, Zarzour ZD, Patterson SD, Johnson JA, King GJ. Muscle forces and pronation stabilize the lateral ligament deficient elbow. Clin Orthop Relat Res. 2001;388:118–24.
11. Egol KA, Immerman I, Paksima N, Tejwani N, Koval KJ. Fracture-dislocation of the elbow functional outcome following treatment with a standardized protocol. Bull NYU Hosp Jt Dis. 2007;65:263–70.
12. Fitzgibbons PG, Louie D, Dyer GS, Blazar P, Earp B. Functional outcomes after fixation of "terrible triad" elbow fracture disloca-tions. Orthopedics. 2014;37:e373–6. https://doi.org/10.3928/01477447-20,140,401-59.
13. Fitzpatrick MJ, Diltz M, McGarry MH, Lee TQ. A new fracture model for "terrible triad" injuries of the elbow: influence of forearm rotation on injury patterns. J Orthop Trauma. 2012;26:591–6. https://doi.org/10.1097/BOT.0b013e31824135af.
14. Forthman C, Henket M, Ring DC. Elbow dislocation with intra-articular fracture: the results of operative treatment without repair of the medial collateral ligament. J Hand Surg Am. 2007;32:1200–9. https://doi.org/10.1016/j.jhsa.2007.06.019.
15. Guitton TG, Ring D. Nonsurgically treated terrible triad injuries of the elbow: report of four cases. J Hand Surg Am. 2010;35:464–7. https://doi.org/10.1016/j.jhsa.2009.12.015.
16. Gupta A, Barei D, Khwaja A, Beingessner D. Single-staged treatment using a standardized protocol results in functional motion in the majority of patients with a terrible triad elbow injury. Clin Orthop Relat Res. 2014;472:2075–83. https://doi.org/10.1007/s11999-014-3475-3.
17. Hackl M, Beyer F, Wegmann K, Leschinger T, Burkhart KJ, Muller LP. The treatment of simple elbow dislocation in adults. Dtsch Arztebl Int. 2015;112:311–9. https://doi.org/10.3238/arztebl.2015.0311.
18. Hackl M, Burkhart KJ, Wegmann K, Hollinger B, Lichtenberg S, Muller LP. From radial head to radiocapitellar to total elbow replacement: a case report. Int J Surg Case Rep. 2015;15:35–8. https://doi.

org/10.1016/j.ijscr.2015.08.015.

19. Hackl M, Damerow D, Leschinger T, Scaal M, Muller LP, Wegmann K. Radial nerve location at the posterior aspect of the humerus: an anatomic study of 100 specimens. Arch Orthop Trauma Surg. 2015;135:1527–32. https://doi.org/10.1007/s00402-015-2300-0.

20. Hackl M, Lappen S, Burkhart KJ, Neiss WF, Muller LP, Wegmann K. The course of the median and radial nerve across the elbow: an anatomic study. Arch Orthop Trauma Surg. 2015;135:979–83. https://doi. org/10.1007/s00402-015-2228-4.

21. Hackl M, Wegmann K, Helf C, Neiss WF, Müller LP, Burkhart KJ. Die Passgenauigkeit monopolarer Radiuskopfprothesen im proximalen Radioulnargelenk. Obere Extremität. 2015;10:246–51. https://doi. org/10.1007/s11678-015-0337-x.

22. Hartzler RU, Llusa-Perez M, Steinmann SP, Morrey BF, Sanchez-Sotelo J. Transverse coronoid fracture: when does it have to be fixed? Clin Orthop Relat Res. 2014;472:2068–74. https://doi.org/10.1007/s11999-014-3477-1.

23. Itamura J, Roidis N, Mirzayan R, Vaishnav S, Learch T, Shean C. Radial head fractures: MRI evaluation of associated injuries. J Shoulder Elbow Surg. 2005;14:421–4. https://doi.org/10.1016/j. jse.2004.11.003.

24. Jensen SL, Olsen BS, Seki A, Ole Sojbjerg J, Sneppen O. Radiohumeral stability to forced translation: an experimental analysis of the bony constraint. J Shoulder Elbow Surg. 2002;11:158–65. https://doi. org/10.1067/mse.2002.121765.

25. Kataoka T, Moritomo H, Miyake J, Murase T, Sugamoto K. Three-dimensional suitability assessment of three types of osteochondral autograft for ulnar coronoid process reconstruction. J Shoulder Elbow Surg. 2014;23:143–50. https://doi. org/10.1016/j.jse.2013.10.004.

26. Kroner K, Lind T, Jensen J. The epidemiology of shoulder dislocations. Arch Orthop Trauma Surg. 1989;108:288–90.

27. Leigh WB, Ball CM. Radial head reconstruction versus replacement in the treatment of terrible triad injuries of the elbow. J Shoulder Elbow Surg. 2012;21:1336–41. https://doi.org/10.1016/j.jse.2012.03.005.

28. Lindenhovius AL, Jupiter JB, Ring D. Comparison of acute versus subacute treatment of terrible triad injuries of the elbow. J Hand Surg Am. 2008;33:920–6. https://doi.org/10.1016/j.jhsa.2008.02.007.

29. McKee MD, Pugh DM, Wild LM, Schemitsch EH, King GJ. Standard surgical protocol to treat elbow dislocations with radial head and coronoid fractures. Surgical technique. J Bone Joint Surg Am. 2005;87(Suppl 1):22–32. https://doi.org/10.2106/JBJS.D.02933.

30. McKee MD, Schemitsch EH, Sala MJ, O'Driscoll SW. The pathoanatomy of lateral ligamentous disruption in complex elbow instability. J Shoulder Elbow Surg. 2003;12:391–6. https://doi.org/10.1016/mse.2003. S1058274603000272.

31. Moon JG, Berglund LJ, Zachary D, An KN, O'Driscoll SW. Radiocapitellar joint stability with bipolar versus monopolar radial head prostheses. J Shoulder Elbow Surg. 2009;18:779–84. https://doi.org/10.1016/j.

jse.2009.02.011.

32. Morrey BF, An KN, Stormont TJ. Force transmission through the radial head. J Bone Joint Surg Am. 1988;70:250–6.

33. O'Driscoll SW, Jupiter JB, Cohen MS, Ring D, McKee MD. Difficult elbow fractures: pearls and pitfalls. Instr Course Lect. 2003;52:113–34.

34. Papatheodorou LK, Rubright JH, Heim KA, Weiser RW, Sotereanos DG. Terrible triad injuries of the elbow: does the coronoid always need to be fixed? Clin Orthop Relat Res. 2014;472:2084–91. https://doi.org/10.1007/s11999-014-3471-7.

35. Pierrart J, Begue T, Mansat P, Geec. Terrible triad of the elbow: treatment protocol and outcome in a series of eighteen cases. Injury. 2015;46(Suppl 1):S8–S12. https://doi.org/10.1016/S0020-1383(15)70004-5.

36. Pugh DM, Wild LM, Schemitsch EH, King GJ, McKee MD. Standard surgical protocol to treat elbow dislocations with radial head and coronoid fractures. J Bone Joint Surg Am. 2004;86-A:1122–30.

37. Regan W, Morrey B. Fractures of the coronoid process of the ulna. J Bone Joint Surg Am. 1989;71:1348–54.

38. Ries C, Muller M, Wegmann K, Pfau DB, Muller LP, Burkhart KJ. Is an extension of the safe zone possible without jeopardizing the proximal radioulnar joint when performing a radial head plate osteosynthesis? J Shoulder Elbow Surg. 2015;24:1627–34. https://doi. org/10.1016/j.jse.2015.03.010.

39. Ring D, Hannouche D, Jupiter JB. Surgical treatment of persistent dislocation or subluxation of the ulnohumeral joint after fracture-dislocation of the elbow. J Hand Surg Am. 2004;29:470–80. https://doi. org/10.1016/j.jhsa.2004.01.005.

40. Ring D, Jupiter JB, Zilberfarb J. Posterior dislocation of the elbow with fractures of the radial head and coronoid. J Bone Joint Surg Am. 2002;84-A:547–51.

41. Sahu D, Holmes DM, Fitzsimmons JS, Thoreson AR, Berglund LJ, An KN, et al. Influence of radial head prosthetic design on radiocapitellar joint contact mechanics. J Shoulder Elbow Surg. 2014;23:456–62. https://doi.org/10.1016/j.jse.2013.11.028.

42. Schneeberger AG, Sadowski MM, Jacob HA. Coronoid process and radial head as posterolateral rotatory stabilizers of the elbow. J Bone Joint Surg Am. 2004;86-A:975–82.

43. Shukla DR, Thoreson AR, Fitzsimmons JS, An KN, O'Driscoll SW. The effect of capitellar impaction fractures on radiocapitellar stability. J Hand Surg Am. 2015;40:520–5. https://doi.org/10.1016/j. jhsa.2014.10.031.

44. Stoneback JW, Owens BD, Sykes J, Athwal GS, Pointer L, Wolf JM. Incidence of elbow dislocations in the United States population. J Bone Joint Surg Am. 2012;94:240–5. https://doi.org/10.2106/JBJS.J.01663.

45. Van Glabbeek F, Van Riet RP, Baumfeld JA, Neale PG, O'Driscoll SW, Morrey BF, et al. Detrimental effects of overstuffing or understuffing with a radial head replacement in the medial collateral-ligament deficient elbow. J Bone Joint Surg Am. 2004;86-A:2629–35.

46. van Riet RP, van Glabbeek F, de Weerdt W, Oemar J,

Bortier H. Validation of the lesser sigmoid notch of the ulna as a reference point for accurate placement of a prosthesis for the head of the radius: a cadaver study. J Bone Joint Surg Br. 2007;89:413–6. https://doi.org/10.1302/0301-620X.89B3.18099.

47. Wang W, Liu JJ, Liu S, Ruan HJ, Li XJ, Fan CY. Arthrolysis combined with reconstruction for treatment of terrible triad injury with a poor outcome after surgical as well as conservative intervention. Arch Orthop Trauma Surg. 2014;134:325–31. https://doi.org/10.1007/s00402-014-1923-x.

48. Watters TS, Garrigues GE, Ring D, Ruch DS. Fixation versus replacement of radial head in terrible triad: is there a difference in elbow stability and prognosis? Clin Orthop Relat Res. 2014;472:2128–35. https://doi.org/10.1007/

s11999-013-3331-x.

49. Wegmann K, Lappen S, Pfau DB, Neiss WF, Muller LP, Burkhart KJ. Course of the radial nerve in relation to the center of rotation of the elbow–the need for a rational safe zone for lateral pin placement. J Hand Surg Am. 2014;39:1136–40. https://doi.org/10.1016/j.jhsa.2014.03.019.

50. Zeiders GJ, Patel MK. Management of unstable elbows following complex fracture-dislocations–the "terrible triad" injury. J Bone Joint Surg Am. 2008;90(Suppl 4):75–84. https://doi.org/10.2106/JBJS.H.00893.

51. Zhang C, Zhong B, Luo CF. Treatment strategy of terrible triad of the elbow: experience in Shanghai 6th People's Hospital. Injury. 2014;45:942–8. https://doi.org/10.1016/j.injury.2013.12.012.

第8章 肱二头肌肌腱断裂

流行病学

肱二头肌肌腱断裂较为罕见，约占肱二头肌肌腱损伤的 3%。这一类型的损伤多数由桡骨粗隆处的撕脱性骨折导致，而肌肉 – 肌腱交界处或肌腱内部的损伤则较为罕见。绝大多数肱二头肌肌腱断裂的患者都是 30~60 岁的男性。这一损伤常由在肘关节屈曲位时肌肉因负荷过大发生离心收缩所致。既往研究认为，肱二头肌肌腱断裂每年的发病率（incidence）是 1.2/100 000。而最近的一项流行病学研究将这个数字更新为 2.55/100 000。该研究同样分析了肱二头肌肌腱断裂的相关危险因素，并发现吸烟与肥胖均会增加发病概率 [1-2]。此外，相关危险因素还包括同化激素（anabolic steroid）的使用以及举重活动 [3,4]。

肱二头肌远端肌腱断裂的致病机制仍不明确。最主要的相关理论包括缺血性损伤与机械损伤。一项解剖学研究表明，在桡骨粗隆近端约 2 cm 处，肌腱存在供血相对较少的区域 [5]。这一类似分水岭的区域可能更容易发生断裂。这一研究同时分析了上尺桡关节附近的肱二头肌远端肌腱所处的空间体积，并发现在前臂从完全旋后到完全旋前的旋转过程中，这一空间体积减小 50%。在这样狭小的空间中，肌腱更容易因机械撞击而损伤。

症状和诊断

肱二头肌肌腱断裂的患者往往如此描述其症状：在"啪"的一声之后，前臂肘窝区域出现剧烈疼痛，同时伴有肘关节屈曲及前臂旋后无力。患者也可能同时伴随肿胀与血肿。这时，肱二头肌轮廓往往会发生改变，肌腹可能向近端移位。

尽管有这些症状作为参考，但在肱二头肌腱膜结构完好的时候，这一疾病在临床中表现得并不明显，故容易漏诊，从而延误一期修复，导致长期的肌力减退。挤压试验和 Hook 试验是常用于诊断肱二头肌肌腱断裂的较为准确的体格检查 [6-7]。挤压试验与常用于检查跟腱断裂的 Thompson 试验类似。肘关节保持 90° 屈曲，挤压肱二头肌肌腹，观察到前臂没有旋后动作，为该试验阳性。Ruland 等的研究表明，挤压试验的敏感性为 96%[6]。Hook 试验是在肘关节屈曲 90°、前臂完全旋后时，在肘窝从肱二头肌肌腱的外侧缘用手指向内下侧施加压力（图 8.1）。如果患者肌腱没有异常，手指的下压深度往往可以达到 1 cm。应注意这一试验要求试验者从外侧下压手指，如此可以避免将肱二头肌腱膜误认为完整的肱二头肌肌腱。O'Driscoll 等的研究表明，这一试验的敏感性与特异性均为 100%，甚至比 MRI 的结果更为准确[7]。

从影像学方面来说，有时 X 线片会显示桡骨粗隆的不规则变化，甚至桡骨粗隆撕脱，故 X 线片可被用于排除其他合并肘关节损伤。B 超检查可以快速确诊肱二头肌肌腱断裂，性价比较高。不过该检查受检查者经验的影响较大[8]。例如，肌腱部分断裂且肱二头肌肌腱膜完好的患者，其超声下的表现并不典型，因此诊断可能较为困难。在这种情况中，外科医生可以安排患者进行 MRI 检查。Giuffre 和 Moss 的研究认为，最适合观察肱二头肌肌腱的体位是屈曲外展旋后位（flexed abducted supinated，FABS）[9]。患者取仰卧位，肩关节外展，将上肢举过头顶，同时肘关节屈曲 90°，前臂充分旋

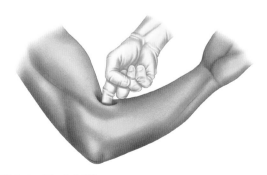

图 8.1　Hook 试验

后。如此，患者肱二头肌肌腱的肌肉 – 肌腱交界直到桡骨粗隆入点这段结构就都能在 MRI 中被充分展现出来了。

与手术相关的解剖学

肱二头肌有两个头，长头起自盂上结节，短头起自喙突。二者在远端共同止于桡骨粗隆。肱二头肌的主要功能是使前臂旋后以及同肱肌一起屈曲肘关节。该肌肉由肌皮神经支配。

肱二头肌肌腱存在一定的解剖变异。Eames 等的尸体研究发现，在 17 例标本中，有 10 例的肌腱在远端完全分叉[10]。这两根肌腱分别源于不同的肌腹，并在远端分别终止。其中，肱二头肌远端短头肌腱止于桡骨粗隆远端，更利于使肘关节屈曲；长头肌腱止于更加偏离前臂旋转轴的位置，如此可为前臂旋后提供更强的力量。在 Kulshreshtha 等的研究中，研究者分析了肱二头肌肌腱的显微镜下纤维排列规律，并发现肌腱的纤维在肱二头肌腱膜以远呈螺旋形，在左肘为顺时针方向，在右肘则为逆时针方向[11]。同时，前内侧纤维往往较直，而后外侧纤维则常在内侧纤维下方弯曲，随后，后外侧纤维在上，前内侧纤维在下，二者共同止于桡骨粗隆。肱二头肌远端半月形的止点往往位于桡骨粗隆的后尺侧缘。这一解剖位置可能发挥滑车作用，以增加旋后力量[12]。

肱二头肌腱膜起自肱二头肌远端肌腱，由肘关节前方向尺侧延伸，并与前臂筋膜融合，从而使肱二头肌远端肌腱稳定（图 8.2）。在前臂屈肌收缩时，前臂肌群会拉紧

肱二头肌肌腱膜，从而对肱二头肌远端肌腱施加向内侧的拉力，该力也可能是其断裂的原因之一[10,13]。只有当肱二头肌肌腱膜一并受损时，肱二头肌肌腱才同肌腹一起完全向近端回缩。

治疗方式

非手术治疗

非手术治疗一般只适用于年龄较大、功能要求较低或具有内科合并症不适合接受手术治疗的患者。1980年的两项研究表明，采用手术治疗的肱二头肌肌腱断裂患者的前臂旋后及肘关节屈曲力量更大，故从这之后，这一损伤的主要治疗手段一直是手术治疗[14-15]。近期，Chillemi等的研究中对比了5例手术治疗的患者与4例非手术治疗的患者的术后功能，发现手术治疗的患者功能更佳[16]。Hetsronie等对22例患者的研究也报道了类似的结果：接受手术治疗的患者，其主观感受、前臂旋后与肘关节屈曲的等速收缩力量及耐久性均优于非手术治疗患者[17]。最近，Freeman等的一项回顾性研究对比了非手术治疗的患者与既往手术治疗患者（二者共18例）的术后功能，发现非手术治疗患者患侧前臂旋后的力量显著低于健侧，也

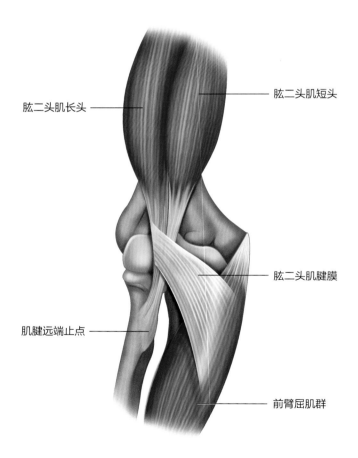

肱二头肌长头 ——

肱二头肌短头

肱二头肌腱膜

肌腱远端止点 ——

前臂屈肌群

图 8.2　肱二头肌（左）远端解剖示意

低于既往手术治疗的患者[18]。不过，非手术治疗患者的 Mayo 肘关节评分仍达到令人较为满意的 95 分，DASH 评分平均为 9 分。

总体来说，大多数研究表明手术治疗能为患者带来更好的结果。非手术治疗往往适用于功能需求较低或不适合接受手术的患者。非手术治疗具体措施主要包括制动、镇痛及理疗。尽管少部分非手术治疗的患者后期会有慢性疼痛的症状，但其康复后的结果往往可以被患者接受[18]。

手术治疗

手术治疗是肱二头肌肌腱断裂的一线治疗方式，该治疗方式可以很大限度地恢复旋后力量。手术治疗有很多种不同的类型，外科医生可以采取解剖或非解剖重建的方式（区别为是否将肌腱重新固定到桡骨粗隆的止点上）、单切口与双切口入路及不同种类的内固定（如缝合锚、界面螺钉、皮质纽扣）。

随着肱二头肌肌腱断裂手术治疗的逐渐普及，将肌腱固定在桡骨粗隆还是肱肌上这一问题已经有了答案。在非解剖重建患者中，由于手术并没有将肱二头肌肌腱直接连接到杠杆上，故后期患者的前臂旋后的力量很可能较差。在一项对 147 例肱二头肌断裂患者的回顾性研究中，Rantanen 等发现，在术后第 3 年，90% 接受解剖重建的患者具有较好的功能，而在将肌腱重接到肱肌的患者中，仅 60% 具有较好的功能[19]。鉴于这一结果，更合适的手术方式是解剖重建。

双切口入路

最早的解剖重建术式采用单切口入路及广泛的软组织处理来将肌腱重新固定在桡骨粗隆上。在 Meherin 等的研究中，这一广泛掌侧入路（基于 Henry 的研究[20]）所致的神经损伤病例较多[21]。在 1961 年 Boyd 等发明了双切口技巧，即在后外侧增加一个切口[22]。他们发现这样的方法既可以大大减少神经损伤，也可以使肌腱更加准确地重新固定在桡骨粗隆上。然而，这一方法会剥离一部分骨间膜，从而导致异位骨化与上尺桡融合。为了减少这一并发症，Failla 等改进了经典 Boyd–Anderson 双切口入路，减少了伸肌的损伤并保留了尺骨近端的骨膜[23]。

在 Karunakar 等的研究中，研究者对 21 例接受 Boyd–Anderson 双切口入路的患者进行了 4 年的随访[24]。约一半患者的前臂旋后力量下降，19% 的患者出现了前臂旋转受限的症状。并发症的总发生率为 35%，异位骨化的发生率为 14%，一例患者的上尺桡关节完全融合在一起。尽管如此，21 例患者中的 20 例都有较好的 DASH 评分。

Weinstein 等随访了 32 例接受双切口入路缝合锚固定的患者，发现这些患者的患侧与健侧相对比下，二者在力量、持久性、活动范围方面均没有显著的差异[25]。最常见的并发症是一过性的前臂外侧皮神经麻痹。这些患者均没有出现异位骨化。

单切口入路

现代的锚钉方式让经前臂前方小切口入路解剖固定成为可能，于是单切口入路再次被广为接受。单切口入路的优势在于没有暴露尺骨骨膜，故理论上大大降低了上尺桡融合的可能性。

在 McKee 等的研究中，53 例肱二头肌肌腱断裂的患者接受单切口前入路缝合锚治疗，所有患者肘关节屈伸及前臂旋转活动范围减少最多仅 5°[26]。在这些患者中，平均 DASH 分数为 8.2 分，与健康对照的平均 6.2 分相比，基本没有差别。在该研究中，McKee 等注意到了 4 例并发症，2 例为前臂外侧皮神经一过性麻痹，1 例为一过性骨间后神经麻痹，1 例为切口感染。John 等对 53 例接受前方单切口入路双缝合锚缝合患者的研究结果与该研究基本相同，患者的 Andrews–Carson 评分均为优良，并发症发生率仅为 5.6%，其中 2 例为异位骨化合并前臂旋转受限以及术后 8 周即完全康复的桡神经麻痹[27]。

单切口入路与双切口入路的对比

之前的研究显示，肱二头肌止点存在一定变异，通过单切口的方法来固定肱二头肌肌腱可能将肌腱过于前置。Hasan 等借助尸体研究对比了单切口入路与双切口入路中肱二头肌肌腱固定位置的准确性，发现在利用后外侧切口时，骨通道位于原肱二头肌止点内的概率更高[28]。在单切口入路中，肌腱固定位点可能位于桡骨粗隆前方，如此固定后肱二头肌旋后的扭矩会有所降低。不过，在 Henry 等的研究中，采用单切口入路与双切口入路的前臂旋后与肘关节屈曲的扭矩没有明显差异[29]。这一点同样反映在临床研究中。截至目前，针对单切口入路与双切口入路的问题，仅有一项前瞻性随机对照研

究[30]。在这项研究中，47 例患者接受了单切口双缝合锚治疗，44 例患者接受了双切口骨通道治疗。第 2 年随访时，研究者发现两组结果并没有显著差异。具体来说，术后 1 年后，两组之间的肘关节伸直、前臂旋前与旋后力量均无明显差异，双切口入路仅在肘关节屈曲力量方面具有微弱优势。所以，仅对日常生活需求而言，半解剖修复并不会对功能有影响。此外，双切口解剖重建技术本身也并不能将旋后力量恢复到与健侧相同的地步[31]。针对这点，Schmitt 等认为，旋后肌会在进入后侧入路的过程中受到损伤，因此旋后力量会降低[32]。

Chavan 等在系统综述中对比了单切口及双切口入路，其纳入的研究均为随访 1 年以上且随访项目包含客观力量与活动范围的研究[33]。该系统综述表明，大多数令人不满意的结果源于前臂旋转或旋后力量减弱，且大都出现在使用双切口入路的患者（双切口组）中（33%），使用单切口入路的患者（单切口组）中不满意的结果则较少（6%）。两组之间并发症发生率相近（单切口组 18%，双切口组 16%）。其中，单切口组的神经损伤更多（12%），双切口组中前臂旋转受限更为常见（9%）。同样的结果亦见于 Grewal 等的研究，单切口入路更容易导致前臂外侧皮神经一过性麻痹，但两组之间差异不大，因此研究者并不倾向于这两种之间的任何一种方式[30]。

在近期的一项回顾性队列研究中，Dunphy 等分析了 784 例肱二头肌肌腱修复病例[34]。其中，骨间后神经麻痹在使用双切口入路患者中的发生率更高（双切口入路

3.4%，单切口入路 0.8%）。此外，异位骨化的发生率（双切口入路 7.6%，单切口入路 2.7%）及再手术率（双切口入路 8.3%，单切口入路 2.3%）均以使用双切口入路的患者更高。最为常见的并发症是前臂外侧皮神经麻痹。

　　总体来说，既往研究中没有明确的证据表明这两种手术方式孰优孰劣。

固定方式

　　目前，肱二头肌肌腱断裂的最佳固定方式存有争议。曾经，骨通道是治疗该疾病的金标准，现阶段，相关治疗方式繁多，其中最为常用的是缝合锚、界面螺钉及皮质纽扣。生物力学研究表明，皮质纽扣具有最大的失效载荷 [35-36]。

　　Mazzocca 等基于尸体标本的生物力学研究表明，在骨通道、缝合锚、界面螺钉及皮质纽扣这 4 种最常用的固定方法中，皮质纽扣的失效载荷较其余 3 种更大 [36]。在反复多次施加应力时，这 4 种固定物因反复受力而产生的移位则基本相同。

　　皮质纽扣的生物力学属性更好，因此对其的应用逐渐增多。同时，由于应用该方法需要钻透后侧皮质，可能损伤骨间后神经。约有 11% 接受单切口皮质纽扣修复的患者会出现骨间后神经损伤 [37]。绝大多数这样的损伤都是一过性的，术后数月即可完全康复。但文献中仍有永久性神经损伤案例的报道 [38]。

推荐术式

　　为了保护骨间后神经，建议应用髓内皮质纽扣技术 [39]。这一技术可以在将肱二头肌肌腱固定在解剖位置的同时，避免钻透后侧皮质，从而保护骨间后神经。既往的生物力学研究从固定强度、受力后移位等方面已经证明该方法切实可行 [39-40]。笔者在日常工作中会利用这一方法修复肱二头肌肌腱，具体方法总结如下。

　　先沿前臂长轴方向自桡骨粗隆远端至肘横纹做一切口（图 8.3）。然后分离并向外牵拉、保护前臂外侧皮神经。打开肱二头肌滑囊从而暴露肌腱断端。小心地钝性分离肱二头肌后暴露桡骨粗隆。

　　准备应用双髓内皮质螺钉。首先，将 2 枚 2.0 mm 克氏针以至少 12 mm 的间距钉入桡骨粗隆，这 2 枚克氏针均向近端倾斜，与桡骨干成 60° 角。如此确保 BicepsButtons（Arthrex, Naples, FL, USA）置入位置正确，同时保证两枚 BicepsButtons 不会互相影响。术中透视确保位置无误（图 8.4a）后用 3.2 mm 钻头沿克氏针方向穿透前侧皮质。随后，通过该孔洞应用 Button Inserter（Arthrex, Naples, FL, USA）置入 BicepsButtons 后将其

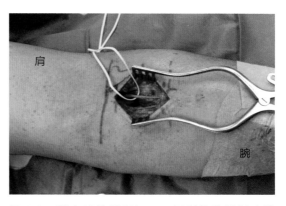

图 8.3　肘窝远端纵行切口。识别前臂外侧皮神经（黄色系带）

翻转并卡在髓腔内。透视确保 BicepsButtons 不会从孔洞滑出（图 8.4b）。这两枚 Biceps-Buttons 分别自带一根不可吸收缝线（No. 2 FibreWire, Arthrex, Naples, FL, USA），植入后，用力牵拉该缝线保证髓腔内可能存在的松质骨被压缩并贴紧皮质（图 8.5）。随后，清理远端肱二头肌肌腱断端。使用 2 根缝线，一端在肌腱上进行"棒球缝线法"连续缝合。另一端同时将肌腱断端牵引至桡骨粗隆（图 8.6，图 8.7）。肘关节在 20° 屈曲、前臂完全旋后位中，缝线在桡骨粗隆表面打结，随后常规关闭手术切口。

不论在力量上还是功能上，髓内皮质螺钉均可以为患者带来满意且优秀的结果。在所有接受该手术的患者中，没有一例患者表现出骨间后神经损伤。具体相关临床数据将体现在近期的一项随访研究中。

特别注意

外科医生应特别注意如下几点。首先，术中应尽可能避免对前臂外侧皮神经的损伤。一般而言，在向外牵拉皮瓣时会同时将该皮神经向外牵扯，如果此时用力过大可能对神经造成损伤。其次术中应尽可能保全静

脉及桡侧返动静脉，否则，为了有良好的术野并清晰地看到桡骨粗隆，术者应结扎或电凝这些结构。术者应充分暴露桡骨粗隆，如此才可以在合适的位置钻孔。钻孔时应注意钻头或克氏针的角度，尤其是在桡骨粗隆较小的时候，与桡骨干成角约 60° 有助于皮质纽扣置入及翻转。在钻孔的时候应使用液体充分冲洗从而避免异位骨化的形成。在置入皮质纽扣后，应通过透视确认内植物紧紧地卡在髓腔内部，从而避免皮质纽扣后期脱出。整个向桡骨粗隆牵引肌腱的过程应在直

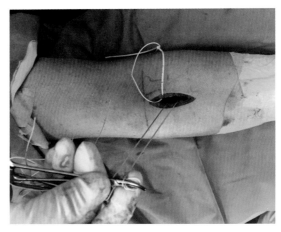

图 8.5　置入髓腔后拉紧缝线，测试皮质纽扣是否能够起到锚定作用，此外，这样做也可以使皮质纽扣挤压和压缩松质骨并使之紧贴于髓腔皮质上

图 8.4　A. 术中克氏针的理想位置。如果桡骨直径较小，为了皮质纽扣置入顺利，建议倾斜克氏针（至少 60°）。B. 术中将皮质纽扣置入髓腔

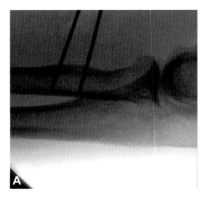

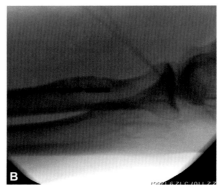

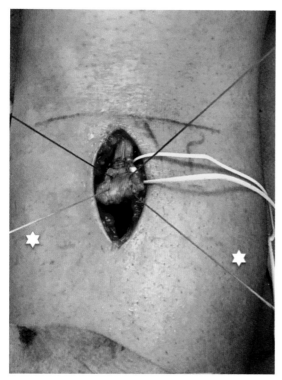

图 8.6 通过同时拉紧两根标☆的缝线，可将肱二头肌肌腱拉向桡骨粗隆

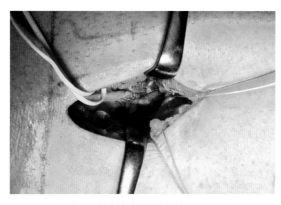

图 8.7 远端肌腱被拉向桡骨粗隆

视下完成，从而避免软组织嵌顿并确保肌腱与骨骼的接触。

术后注意事项

在本术式中，患者术后立即用上臂后托在肘屈曲 90° 位置固定。术后 2 天后开始在理疗师指导下进行被动与主动活动（重力辅助）。术后 4 周内穿戴铰链式可活动支具，阻止肘关节完全伸直（20°），从而避免伸直负荷过大，并保护修复的肌腱。此时患者可以被动旋后前臂，但禁止主动完成这一动作。术后 4 周后为患者拆除支具，并指导患者进行无痛的肘关节伸直与前臂旋转活动。术后第 6 周指导患者进行无限制的无负重活动。术后第 8 周指导患者进行负重活动。术后 12 周后告知患者可以参与体育运动。

并发症

不论采用单切口入路还是双切口入路，最常见的术后并发症都是周围神经麻痹。最常受累的神经为前臂外侧皮神经（肌皮神经感觉支）。除此之外，较为常见的并发症还有桡骨粗隆附近的异位骨化。在采用单切口入路的患者中，有旋转受限的报道，但多数的异位骨化与上尺桡融合发生于采用双切口入路的患者。总体来说，不同研究报道的并发症发生率不尽相同。不同入路的并发症存在差异，但总体并发症发生率并没有显著差异。

Cain 等对 188 例患者进行了回顾性队列研究，发现单切口修复的并发症发生率为 36%：次要并发症包括前臂外侧皮神经感觉障碍（26%），桡神经感觉障碍（6%），浅表感染（2%）；严重并发症包括骨间后神经损伤（4%）、有症状的异位骨化（3%）、再断裂（2%）[41]。在这一研究中，随访并不包括常规的 X 线检查，故异位骨化发生率仅为 3%。其他研究中报道的异位骨化发生率为 39%，但其中绝大多数患者并没有临床症状 [42]。

Kelly 等对 78 例采用双切口入路的患者队列研究发现，并发症发生率为 31%，其中最常见的是一过性神经麻痹（8%，前臂外侧皮神经为主）和长期肘关节疼痛（8%）。无症状的异位骨化发生率为 5%，4% 的患者有浅表切口感染，再断裂率为 1%。

肱二头肌肌腱部分断裂

肱二头肌肌腱部分断裂往往表现为前臂肘窝持续性疼痛。体格检查中，患者的肱二头肌肌腱仍可触及，但其前臂旋后及肘关节屈曲力量会因疼痛而受限。医生可通过 MRI 检查明确肌腱断裂的范围并排除其他可能的疾病。肌腱断裂大于 50% 的患者应接受手术治疗。术中应将其肌腱剥离止点并重新连接到桡骨上 [43]。

近期 Behun 等回顾了与因肱二头肌肌腱部分断裂而接受手术的患者相关的研究，发现在 19 项研究（共 85 例患者）中，94% 的患者最终获得了较好的临床疗效 [44]。这些患者任意方向的活动范围丢失均小于30°，且旋后与屈曲力量恢复至相当于对侧的 80% 以上。此外，这些患者并没有接受翻修手术，也没有持续性的神经损伤，并发症的发生率与其他相关研究基本一致。

术者可以采用类似 Kelly 等所介绍的技巧，即经单一后侧入路通过髓内皮质纽扣修复部分肌腱断裂 [45]。这样做可以充分暴露肌腱止点，也可以避免前侧入路的相关并发症。在术中，术者应切断肌腱，并利用髓内皮质纽扣将其重新固定在原止点上 [31]。

慢性肱二头肌肌腱断裂

肱二头肌肌腱断裂如果长期未接受治疗，其自然病程包括肌肉萎缩、远端肌腱回缩、远端肌腱止点纤维化，这些改变会使重新修复肌腱止点的过程变得十分困难。慢性肱二头肌肌腱断裂的治疗方法应取决于患者的功能需求及其一般状况。治疗功能需求较低的患者时，一般建议非手术治疗或非解剖修复（将肌腱止点修复于肱肌与肱桡肌深面也可以在一定程度增强肌力）[46]。治疗功能需求高的患者时，建议通过肌腱移植来进行肱二头肌远端肌腱重建 [47]。自体移植物包括阔筋膜张肌、桡侧腕屈肌、半腱肌和跟腱。

在 Wiley 等的研究中，共有 7 例慢性肱二头肌肌腱断裂患者接受了半腱肌异体移植（手术组），另有 7 例患者接受了非手术治疗（非手术治疗组）。手术组的肘关节屈曲与前臂旋后力量均达到正常范围，而非手术治疗组肌力约为正常范围的 80%[48]。两组患者的肌肉耐力均在正常范围内。

其他一些慢性肱二头肌肌腱断裂重建的研究，研究病例数往往较少，且手术应用的移植物不同。总体来说，重建后绝大多数患者可以获得较好的功能结果 [49-51]。

（译者：季尚蔚）

参考文献

1. Kelly MP, et al. Distal biceps tendon ruptures: an epidemiological analysis using a large population database. Am J Sports Med. 2015;43(8):2012–7.
2. Safran MR, Graham SM. Distal biceps tendon ruptures: incidence, demographics, and the effect of smoking. Clin Orthop Relat Res. 2002;404:275–83.
3. Pagonis T, et al. The effect of steroid-abuse on anatomic reinsertion of ruptured distal biceps brachii tendon. Injury. 2011;42(11):1307–12.
4. D'Alessandro DF, et al. Repair of distal biceps tendon ruptures in athletes. Am J Sports Med. 1993;21(1):114–9.
5. Seiler JG 3rd, et al. The distal biceps tendon. Two potential mechanisms involved in its rupture: arterial supply and mechanical impingement. J Shoulder Elbow Surg. 1995;4(3):149–56.
6. Ruland RT, Dunbar RP, Bowen JD. The biceps squeeze test for diagnosis of distal biceps tendon ruptures. Clin Orthop Relat Res. 2005;437:128–31.
7. O'Driscoll SW, Goncalves LB, Dietz P. The hook test for distal biceps tendon avulsion. Am J Sports Med. 2007;35(11):1865–9.
8. Belli P, et al. Sonographic diagnosis of distal biceps tendon rupture: a prospective study of 25 cases. J Ultrasound Med. 2001;20(6):587–95.
9. Giuffre BM, Moss MJ. Optimal positioning for MRI of the distal biceps brachii tendon: flexed abducted supinated view. AJR Am J Roentgenol. 2004;182(4):944–6.
10. Eames MH, et al. Distal biceps tendon anatomy: a cadaveric study. J Bone Joint Surg Am. 2007;89(5):1044–9.
11. Kulshreshtha R, et al. Anatomy of the distal biceps brachii tendon and its clinical relevance. Clin Orthop Relat Res. 2007;456:117–20.
12. Mazzocca AD, et al. The anatomy of the bicipital tuberosity and distal biceps tendon. J Shoulder Elb Surg. 2007;16(1):122–7.
13. Athwal GS, Steinmann SP, Rispoli DM. The distal biceps tendon: footprint and relevant clinical anatomy. J Hand Surg Am. 2007;32(8):1225–9.
14. Baker BE, Bierwagen D. Rupture of the distal tendon of the biceps brachii. Operative versus non-operative treatment. J Bone Joint Surg Am. 1985;67(3):414–7.
15. Morrey BF, et al. Rupture of the distal tendon of the biceps brachii. A biomechanical study. J Bone Joint Surg Am. 1985;67(3):418–21.
16. Chillemi C, Marinelli M, De Cupis V. Rupture of the distal biceps brachii tendon: conservative treatment versus anatomic reinsertion–clinical and radiological evaluation after 2 years. Arch Orthop Trauma Surg. 2007;127(8):705–8.
17. Hetsroni I, et al. Avulsion of the distal biceps brachii tendon in middle-aged population: is surgical repair advisable? A comparative study of 22 patients treated with either nonoperative management or early anatomical repair. Injury. 2008;39(7):753–60.
18. Freeman CR, et al. Nonoperative treatment of distal biceps tendon ruptures compared with a historical control group. J Bone Joint Surg Am. 2009;91(10):2329–34.
19. Rantanen J, Orava S. Rupture of the distal biceps tendon. A report of 19 patients treated with anatomic reinsertion, and a meta-analysis of 147 cases found in the literature. Am J Sports Med. 1999;27(2):128–32.
20. Henry AK. Extensile exposures. Edinburgh: Churchill Livingston; 1973. p. 19. 21. Meherin JM, Kilgore ES. The treatment of ruptures of the distal biceps brachii tendon. Am J Surg. 1960;99:636–40.
21. Meherin JM, Kilgore ES. The treatment of ruptures of the distal biceps brachii tendon. Am J Surg. 1960;99:636–40.
22. Boyd HB, Anderson LD. A method for reinsertion of the distal biceps brachii tendon. J Bone Joint Surg Am. 1961;43:1041–3.
23. Failla JM, et al. Proximal radioulnar synostosis after repair of distal biceps brachii rupture by the two-incision technique. Report of four cases. Clin Orthop Relat Res. 1990;253:133–6.
24. Karunakar MA, Cha P, Stern PJ. Distal biceps ruptures. A followup of Boyd and Anderson repair. Clin Orthop Relat Res. 1999;363:100–7.
25. Weinstein DM, et al. Elbow function after repair of the distal biceps brachii tendon with a two-incision approach. J Shoulder Elbow Surg. 2008;17(1 Suppl):82S–6S.
26. McKee MD, et al. Patient-oriented functional outcome after repair of distal biceps tendon ruptures using a single-incision technique. J Shoulder Elbow Surg. 2005;14(3):302–6.
27. John CK, et al. Single-incision repair of acute distal biceps ruptures by use of suture anchors. J Shoulder Elbow Surg. 2007;16(1):78–83.
28. Hasan SA, et al. Two-incision versus one-incision repair for distal biceps tendon rupture: a cadaveric study. J Shoulder Elbow Surg. 2012;21(7):935–41.
29. Henry J, et al. Biomechanical analysis of distal biceps tendon repair methods. Am J Sports Med. 2007;35(11):1950–4.
30. Grewal R, et al. Single versus double-incision technique for the repair of acute distal biceps tendon ruptures: a randomized clinical trial. J Bone Joint Surg Am. 2012;94(13):1166–74.
31. Schmidt CC, Savoie FH 3rd, Steinmann SP, et al. Distal biceps tendon history, updates, and controversies: from the closed American shoulder and elbow surgeons meeting-2015. J Shoulder Elbow Surg. 2016;25(10):1717–30.
32. Schmidt CC, Brown BT, Qvick LM, et al. Factors that determine supination strength following distal biceps repair. J Bone Joint Surg Am. 2016;98(14):1153–60.
33. Chavan PR, Duquin TR, Bisson LJ. Repair of the ruptured distal biceps tendon: a systematic review. Am J Sports Med. 2008;36(8):1618–24.
34. Dunphy TR, et al. Surgical treatment of distal biceps tendon ruptures: an analysis of complications in 784 surgical repairs. Am J Sports Med. 2017;45(13):3020–9.
35. Kettler M, et al. Failure strengths in distal biceps tendon repair. Am J Sports Med. 2007;35(9):1544–8.
36. Mazzocca AD, et al. Biomechanical evaluation of 4 techniques of distal biceps brachii tendon repair. Am J

Sports Med. 2007;35(2):252–8.

37. Banerjee M, et al. High complication rate following distal biceps refixation with cortical button. Arch Orthop Trauma Surg. 2013;133(10):1361–6.

38. Van den Bogaerde J, Shin E. Posterior interosseous nerve incarceration with endobutton repair of distal biceps. Orthopedics. 2015;38(1):e68–71.

39. Siebenlist S, et al. Biomechanical in vitro validation of intramedullary cortical button fixation for distal biceps tendon repair: a new technique. Am J Sports Med. 2011;39(8):1762–8.

40. Siebenlist S, et al. Double intramedullary cortical button versus suture anchors for distal biceps tendon repair: a biomechanical comparison. Knee Surg Sports Traumatol Arthrosc. 2015;23(3):926–33.

41. Cain RA, et al. Complications following distal biceps repair. J Hand Surg Am. 2012;37(10):2112–7.

42. Siebenlist S, et al. The functional outcome of forty-nine single-incision suture anchor repairs for distal biceps tendon ruptures at the elbow. Int Orthop. 2014;38(4):873–9.

43. Bain GI, Johnson LJ, Turner PC. Treatment of partial distal biceps tendon tears. Sports Med Arthrosc. 2008;16(3):154–61.

44. Behun MA, et al. Partial tears of the distal biceps brachii tendon: a systematic review of surgical outcomes. J Hand Surg Am. 2016;41(7):e175–89.

45. Kelly EW, Steinmann S, O'Driscoll SW. Surgical treatment of partial distal biceps tendon ruptures through a single posterior incision. J Shoulder Elbow Surg. 2003;12(5):456–61.

46. Darlis NA, Sotereanos DG. Distal biceps tendon reconstruction in chronic ruptures. J Shoulder Elbow Surg. 2006;15(5):614–9.

47. Snir N, et al. Clinical outcomes after chronic distal biceps reconstruction with allografts. Am J Sports Med. 2013;41(10):2288–95.

48. Wiley WB, et al. Late reconstruction of chronic distal biceps tendon ruptures with a semitendinosus autograft technique. J Shoulder Elbow Surg. 2006;15(4):440–4.

49. Vastamaki M, Vastamaki H. A simple grafting method to repair irreparable distal biceps tendon. Clin Orthop Relat Res. 2008;466(10):2475–81.

50. Levy HJ, Mashoof AA, Morgan D. Repair of chronic ruptures of the distal biceps tendon using flexor carpi radialis tendon graft. Am J Sports Med. 2000;28(4):538–40.

51. Sanchez-Sotelo J, et al. Reconstruction of chronic ruptures of the distal biceps tendon with use of an achilles tendon allograft. J Bone Joint Surg Am. 2002;84-A(6):999–1005.

第 9 章　全肘关节置换治疗复杂肱骨远端骨折

简介

在过去的 40 年，全肘关节置换已被证实是肘关节炎的一种可靠治疗方法[1-5]。目前，全肘关节置换的适应证逐渐扩展至急性创伤和创伤后并发症的处理。Cobb 和 Morrey 在 1997 年报道使用非定制型全肘关节置换治疗老年患者复杂的肱骨远端骨折[6]。全肘关节置换在治疗复杂肱骨远端骨折中的作用自那时以来一直备受争议。

肱骨远端骨折经常发生于 60 岁以上的患者，通常为低能量损伤，如站立位摔倒。骨质疏松时，这种低能量损伤通常可引起复杂的关节内粉碎性骨折，为骨科医生的治疗造成了很大的困难。另外，这个年龄组的患者通常有严重的合并症，进行日常生活中常见的活动时，通常更需要上肢的辅助，如使用助步器。这使患者的术后恢复变得很困难，若患者没有遵守术后活动和负重的建议，可能导致内固定失效。

肱骨远端骨折一期全肘关节置换

许多研究评估了全肘关节置换治疗肱骨远端复杂关节内骨折的效果。早期多项研究比较了特定人群骨折钢板螺钉内固定和全肘关节置换的效果，发现全肘关节置换效果更好。

Frankle 等（2003）比较了 24 例 65 岁以上女性肱骨远端复杂骨折患者分别采用标准小骨块固定技术切开复位内固定（ORIF 组）和半限制性全肘关节置换（TEA 组）的效果。随访超过 57 个月，发现 TEA 组手术时间更短（ORIF 组为 146 分钟，TEA 组为 78 分钟）、住院时间更短（ORIF 组为 3 天，TEA 组为 2 天）、肘关节屈伸活动范围更好（ORIF 组为 100°，TEA 组为 113°）、功能结果更佳（Mayo 肘关节评分 ORIF 组为 81 分，TEA 组为 95 分）。ORIF 组中，有 25% 的患者随访时出现内固定物失效，需翻修成全肘关节置换。研究建议对治疗无合并症且骨量充足的 65 岁以上女性肱骨远端复杂骨折患者时，内固定可作为首选治疗方案，但是在治疗有合并症、骨折类型复杂、骨量很差的患者时，全肘关节置换是一种可靠的选择[7]。

McKee 等（2009）比较了 65 岁以上（平均年龄 77 岁）男性和女性患者肱骨远端关节内移位粉碎性骨折采用切开复位内固定和半限制性全肘关节置换的效果。经过 2 年的随访，该研究报道全肘置换患者的功能结果（DASH 评分和 Mayo 肘关节评分）更好，25% 的患者在术中因为无法达到稳定固定，由切开复位内固定改行全肘关节置换[8]。

开放损伤使肱骨远端骨折的治疗更加困难。Linn 等（2014）的一项回顾性研究纳入了 7 例患者，患者平均年龄为 74 岁，存在肱骨远端 1°和 2°开放性骨折。研究者对这些患者采用分期治疗策略：一期清创灌洗，二期直接行全肘关节置换。研究发现使用这一策略没有出现伤口并发症和深部感染，因而认为全肘关节置换是肱骨远端复杂开放骨折的一种可靠的治疗方式[9]。

2014 年，Githens 等进行了一项系统性回顾研究和 Meta 分析，对比了切开复位内固定和全肘关节置换治疗老年肱骨远端骨折的效果，发现两者的功能结果和活动范围类似，但是内固定术后主要并发症的发生率和再手术率更高[10]。

内固定失败后的全肘关节置换

在骨折固定失效的病例中，全肘关节置换可恢复功能活动范围，并发症发生率与骨折一期全肘关节置换类似。Prasad 和 Dent（2008）评估了 32 例患者，其中一期全肘关

节置换组 15 例，非手术治疗或内固定失败后二期置换组 17 例。平均随访超过 56 个月，两组之间的 Mayo 肘关节评分和存活率无显著性差异，假体松动的发生率相似。二期置换组发生 2 例深部感染和 2 例尺神经麻痹。除了这些并发症，两组之间未发现显著性差异[11]。总体来说，肱骨远端复杂骨折内固定后失败，通过假体置换行翻修术可获得良好的结果。

骨折后全肘关节置换的长期结果

全肘关节置换治疗骨折在早期可获得良好的功能结果，可使虚弱的老年患者恢复独立生活能力。但是，长期研究认为，假体的 10 年存活率很差，特别是类风湿关节炎患者。Barco 等（2017）报道了 44 例骨折后行全肘关节置换治疗的患者的 10 年预后，有 8 例患者因为感染（3 例）、尺骨侧假体松动（3 例）和尺骨侧假体断裂（2 例），需行假体翻修或关节切除。5 例肘关节发生假体周围骨折。类风湿关节炎患者的假体存活率，5 年为 85%，10 年为 76%，而没有类风湿关节炎的患者的假体存活率，5 年和 10 年均为 92%。与翻修相关性最高的风险因素是性别为男性（危险指数 12.6）[12]。

这些研究对这种复杂损伤的处理提出了令人鼓舞的见解，但需要强调的是，全肘关节置换适用于可遵守置换术后医学限制的患者。肘关节置换患者不允许反复持重或大负荷负重，也不建议进行如高尔夫和网球一类的运动，因为这些运动会不可避免地增加磨损、早期松动和失效的概率。但是，一部分

既往存在关节炎、功能需求较低的肘关节骨折患者，以及关节面粉碎性骨折无法重建的患者，行全肘关节置换可获益这一观点已获得共识。同样，为了获得最佳的结果和最低的并发症发生率，应该由全肘关节置换经验丰富的医生进行手术。

手术技术：复杂肱骨远端骨折的全肘关节置换（笔者最推荐的方法）

肱骨远端骨折时，全肘关节置换通常采用半限制性或"松弛铰链"假体[13]。

筛选出合适的患者（图 9.1），区域麻醉和（或）全麻后，患者侧卧，将患肢放在靠垫上（图 9.2）。若患者的情况无法采用侧卧位，可选用仰卧位，患肢过胸位用靠垫支撑，或采用其他体位辅助固定器械。应用止血带，若骨折向近端延伸至干骺端或骨干，需要更靠近端的固定，可使用无菌止血带。

对患肢仔细消毒铺单，显露肘关节，使用后正中入路以便进入肱三头肌筋膜，识别

并前置尺神经，有助于安全显露肘关节和骨折。肱骨远端骨折全肘关节置换时，笔者更推荐肱三头肌两侧入路（图 9.3）。这种保留肱三头肌附丽完整性的方法有助于早期功能活动、力量训练和上肢负重。从肱三头肌两侧的内外侧入路，可取出肱骨远端骨折块。这样就制造出了一个"操作空间"，可显露肱骨干和尺骨近端，并进行处理，插入半限制性肘关节假体（图 9.4）。

先处理肱骨远端，去除内外侧髁后，无须再处理肱骨远端部分。将肱骨干逐级

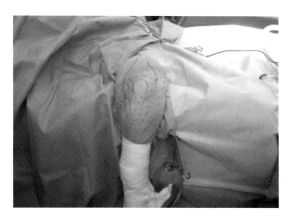

图 9.2　患者取侧卧位，应用止血带，用靠垫支撑患肢

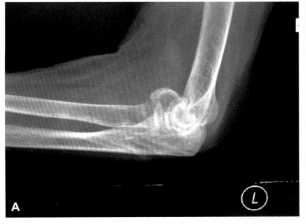

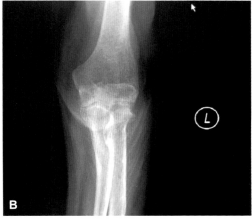

图 9.1　76 岁男性患者肱骨远端关节内骨折的侧位片（A）和前后位片（B）

扩髓，直至可顺利插入肱骨柄（图9.5）。由于假体半限制性的特点，无须保留内外侧韧带完整，也无须进行重建，因而可允许切除内外侧髁。若可能的话，与关节炎患者行全肘关节置换一样，可制作一块楔形骨块置于肱骨假体前方凸翼和肱骨干之间，以增加肱骨前方的骨质。在插入试模阶段，可根据软组织张力或拼接好的骨折块来估计假体的高度。

按标准流程处理尺骨近端，笔者推荐切除鹰嘴尖，沿尺骨关节面用磨钻制作一条沟槽，使尺骨假体插入时无撞击。先使用磨钻钻孔，找到尺骨髓腔，然后逐级扩髓（图9.6），直到在尺骨侧插入试模满意。

然后，插入假体试模，复位和连接肘关节（图9.7）。应可轻易达到约5°过伸至完全屈肘。与关节炎行全肘关节置换一样，允许软组织张力轻度限制伸肘可避免肘关节过伸，否则会引起肘关节交锁。肘关节骨折时，旋前、旋后通常是正常的，但若既往有上尺桡关节疾病或关节炎，则可能受限，此时需切除桡骨头。插入假体后进行几次全范

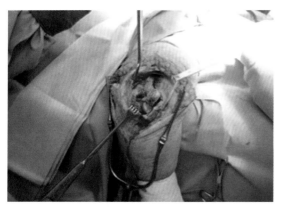

图9.3 肘关节后侧入路，保留肱三头肌入路，显露肱骨远端骨折块和肘关节间隙，有助于实现术后不受限的肘关节活动。术中游离并保护尺神经

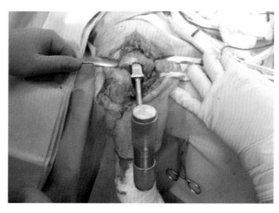

图9.5 切除骨折块后，用髓腔锉处理肱骨远端

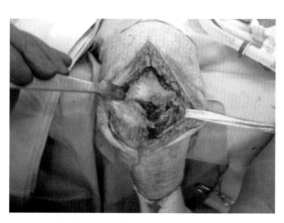

图9.4 切除肱骨远端骨折块，制造一个"操作空间"，处理肱骨和尺骨侧以插入假体

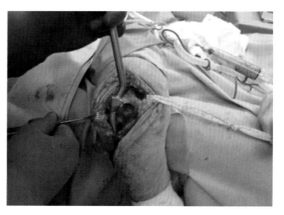

图9.6 按标准流程处理尺骨近端，使用磨钻钻孔并处理尺骨髓腔，之后进行逐级扩髓

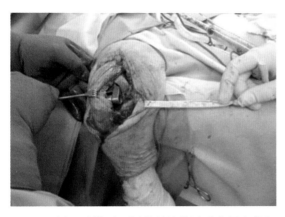

图9.7 插入试模后，评估肘关节活动范围和软组织张力。记录肱骨侧假体的高度，以便在骨水泥固化前有机会调整假体高度

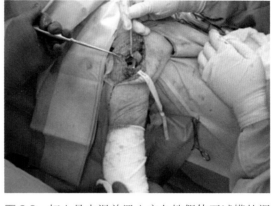

图9.8 打入骨水泥并置入永久性假体至试模的深度，将肘关节维持在接近完全伸肘位直至骨水泥固化

围活动，以便骨水泥固化时假体完美置入。

通过充分活动，记录肱骨侧的试模相对于肱骨干完整部分的关系。若骨折累及肱骨干主要部分，需考虑使用长柄肱骨侧假体。

选择合适的假体后，打入骨水泥，并插入永久性肱骨和尺骨侧假体至与试模一样的位置。复位肘关节，连接假体。确认假体位置满意后，将肘关节伸展至屈曲约5°，直至骨水泥固化（图9.8）。仔细去除溢出的骨水泥，检查肘关节前方是否有残留的骨水泥并将之去除。

然后，用大量生理盐水冲洗伤口，间断缝合关闭肱三头肌内外侧间隙。将尺神经置于原位，切除肱骨内上髁时可能引起尺神经向前半脱位。若出现这种情况，术者应考虑将尺神经前移并固定。术后仔细记录尺神经最终的位置。

术后用敷料包扎伤口，整晚用石膏或夹板固定上肢于半伸肘位。术后第1天去除夹板，开始轻柔的全范围关节活动练习（图9.9）。

结论

全肘关节置换术在治疗特定患者群体的肱骨远端复杂关节内骨折方面有很大的优势。骨折固定通常需几个月时间以获得充分的愈合和活动所需的负重，例如，虚弱的老年人由坐位站起时所需的撑扶动作，使用上肢辅助助步器，以及自我护理等。全肘关节置换术后即可获得肘关节稳定，因而允许立即开始主动伸肘和负重。这意味着患者术后可独立生活。

骨折患者全肘关节置换术后的长期结果提示，术后5年和10年假体存活率满意，对相对久坐、功能需求较低的肱骨远端骨折患者来说，这种手术后期无须进行翻修。

肱骨远端复杂关节内骨折需采用解剖型锁定钢板和技术进行手术内固定。若因为骨量差、关节内严重粉碎无法有效内固定，或既往存在关节炎，需考虑进行全肘关节置换。

（译者：查晔军）

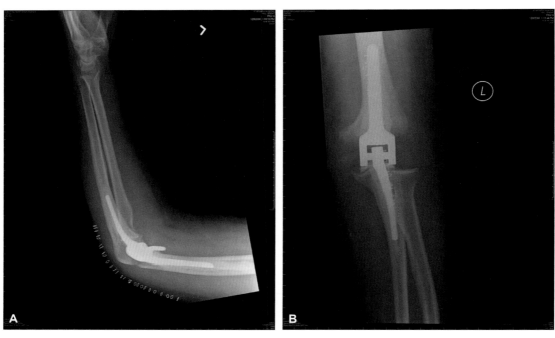

图 9.9   图 9.1 的患者的术后侧位片（A）和前后位片（B）

参考文献

1. Aldridge JM III, Light NR, Mallon WJ, Coonrad RW. Total elbow arthroplasty with the Coonrad-Morrey prosthesis: a 10 to 31 year survival analysis. J Bone Joint Surg (Br). 2006;88:509–14.

2. Gill DR, Morrey BF. The Coonrad-Morrey total elbow arthroplasty in patients who have rheumatoid arthritis. A ten to fifteen-year follow-up study. J Bone Joint Surg AM. 1998;80:1327–35.

3. Morrey BF, Adams RA. Semiconstrained arthroplasty for the treatment of rheumatoid arthritis. J Bone Joint Surg Am. 1992;74:479–90.

4. Plasche HC, Thillemann TM, Brorson S, Olsen BS. Implant survival after total elbow arthroplasty: a retrospective study of 324 procedures performed from 1980 to 2008. J Shoulder Elb Surg. 2014;23:829–36.

5. Welsink CL, Lambers KTA, van Deurzen DFP, Eygendaal D, van den Bekerom MPJ. Total elbow arthroplasty: a systematic review. J Bone Joint Surg Reviews. 2017;5(7):e4.

6. Cobb TK, Morrey BF. Total elbow arthroplasty as primary treatment for distal humeral fractures in elderly patients. J Bone Joint Surg Am. 1997;79(6):826–32.

7. Frankle MA, Herscovici D Jr, Dipasquale TG, Vasey MB, Sanders RW. A comparison of open reduction and internal fixation and primary total elbow arthroplasty in the treatment of intraarticular distal humeral fractures in women older than age 65. J Orthop Trauma. 2003;17:473–80.

8. McKee MD, Veillette CJ, Hall JA, Schemitsch EH, Wild LM, McCormack R, Perey B, Goetz T, Zomar M, Moon K, Mandel S, Petit S, Guy P, Leung I. A multicenter, prospective, randomized, controlled trial of open reduction-internal fixation versus total elbow arthroplasty for displaced intra-articular distal humeral fractures in elderly patients. J Shoulder Elb Surg. 2009;18:3–12.

9. Linn MS, Gardner MJ, McAndrew CM, Gallagher B, Ricci WM. Is primary total elbow arthroplasty safe for the treatment of open intra-articular distal humerus fractures? Injury. 2014;45(11):1747–51.

10. Githens M, Yao J, Sox AH, Bishop J. Open reduction and internal fixation versus total elbow arthroplasty for the treatment of geriatric distal humerus fractures: a systematic review and meta-analysis. J Orthop Trauma. 2014;28(8):481–8.

11. Prasad N, Dent C. Outcome of total elbow replacement for distal humerus fractures in the elderly: a comparison of primary surgery and surgery after failed internal fixation or conservative treatment. J Bone Joint Surg Br. 2008;90(3):343–8.

12. Barco R, Streubel PN, Morrey BF, Sanchez-Sotelo J. Total elbow arthroplasty for distal humeral fractures: a ten-year-minimum follow-up study. J Bone Joint Surg. 2017;99(18):1524–31.

13. Hall JA, McKee MD. Total elbow arthroplasty for intra-articular fractures of the distal humerus. Tech Orthop. 2000;15:120–7.

第10章　血管损伤

流行病学

由急性肘关节创伤引起的上肢血管损伤非常罕见。文献仅包括病例报道和病例系列研究。闭合性肘关节脱位引起的动脉破裂的发生率为 0.3%~1.7%[1-2]。只有一项回顾性研究报道了在 13% 的肘关节创伤中出现动脉损伤[3]。

由于肘关节与神经及血管干在解剖位置上很接近，严重的肘关节损伤可能损害这一区域的血管。除了血管的完全横断外，肘关节创伤还可能导致动脉夹层、内膜撕裂、血栓和动脉瘤。由于上肢具有强大的侧支循环系统，即使动脉被完全切断，仍可能可触及外周的动脉搏动[3]。肘关节损伤合并血管损伤提示需要立即完善血管相关检查和治疗。

分型

上肢血管损伤有不同的分型。最早的和最常用的分型是由 Linder 和 Vollmar 在 1965 年提出的（图 10.1）。该分型系统可区分钝性和锐性血管损伤（表 10.1）。

该分型系列将血管损伤分为 3 个等级。

表 10.1　血管损伤的严重等级

分级	定义
I 级	血管壁部分横断，管腔没有开放
II 级	血管部分横断，管腔开放
III 级	血管完全横断

Feliciano 等在 2009 年提出了另一种分型系统，根据潜在的病理机制将血管损伤分为以下 5 种类型（表 10.2）[4]。

表 10.2　血管损伤的类型

类型	定义
I 型	内膜损伤（皮瓣破裂、内膜下 / 壁内血肿）
II 型	完全性室壁缺损（假性动脉瘤 / 出血）
III 型	完全横断（出血、闭塞）
IV 型	动静脉瘘
V 型	血管痉挛

症状和诊断

除了体格检查时的运动功能测试外，评估神经状态和肢体循环也很重要[5]。2011 年，Feliciano 等提出了一种算法（图 10.2），用于评估疑似周围血管损伤的患者。

动脉损伤的硬征象（"红旗征"，图

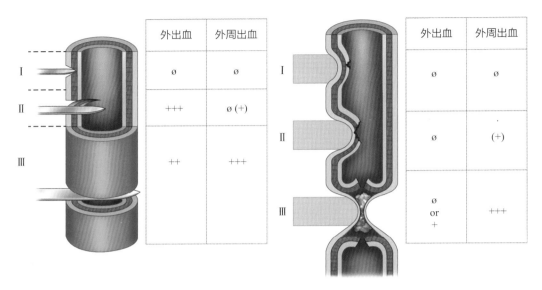

	外出血	外周出血
I	ø	ø
II	+++	ø (+)
III	++	+++

	外出血	外周出血
I	ø	ø
II	ø	(+)
III	ø or +	+++

图 10.1　血管损伤的损伤模式，包括相关症状的示意，由 Linder 和 Vollmar 于 1965 年提出［Debus, Gross–Fengels Springer（ISBN 978–3–642–01708–7）］

10.2）是指外出血、迅速扩大的血肿以及动脉闭塞的任何典型征象（6 "P" 征：无脉、苍白、感觉异常、疼痛、麻痹、衰竭）[6]。

软征象（"黄旗征"，图 10.2）是指有在受伤现场或运送过程中动脉出血的病史、靠近动脉的穿透或钝性损伤、在动脉上的较小的非搏动性血肿以及存在源于指定动脉附近的神经损伤[6]。

对患肢进行体格检查时应关注外周动脉（桡动脉和尺动脉）搏动。外周动脉搏动消失或减弱是前臂严重灌注不良的征象。即使肱动脉完全破裂，外周动脉搏动仍然可能被触及[1]。血管损伤的进一步症状可能是肘关节迅速肿胀，这是血管破裂引起血肿的表现。前臂皮肤苍白、厥冷以及毛细血管充盈延迟可能是上肢灌注不良的征象。

即使有最轻微的血管损伤征象，也应该咨询血管外科医生。体格检查后，建议行多普勒超声检查。单相或双相信号提示可能的

血流灌注不足。如果条件允许，随后应进行双功能超声检查。应进行以下检查之一。

- 踝肱指数或肱肱指数（ABI 或 BBI）= 损伤部位远端的收缩压 / 健侧肱动脉的收缩压）。
- 动脉压指数（API）= 损伤部位远端的多普勒动脉压 / 健侧上肢的多普勒动脉压[6-7]。
- 如果 ABI/API 低于 0.9，则需要进行诊断性影像学检查。

通过双功能超声或彩超检查，可以确认血管的具体损伤状况，例如，是否破裂。双功能超声在评估动脉损伤方面具有良好的准确性。该检查灵敏性达到 100%，特异性超过 95%[8-12]。超声检查结果的质量或可用性主要由专业技师或血管外科医生的经验决定。

如果没有条件行超声检查或诊断仍不明确，则需要对上肢进行 CT 血管造影

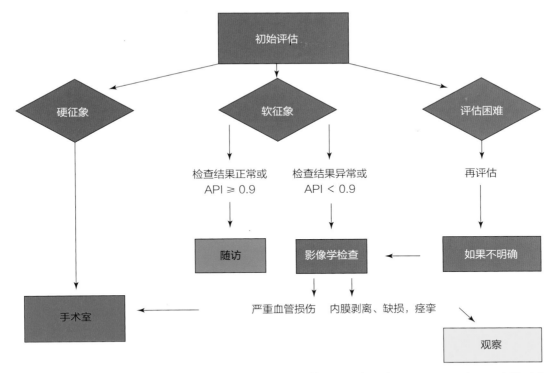

图 10.2　评估疑似周围血管损伤患者的算法（Feliciano 等，2011 年，由 H.Wendorff 于 2017 年修改）

（CTA）或常规的血管造影[13]检查。因为这种手段会延误治疗，所以会增加 1%~4% 的并发症发病率（图 10.3）。

在对血管进行初步评估后，必须进一步控制，以检查血管的灌注情况。避免遗漏由于缺氧或结构性损伤造成的严重损害。

损伤类型和与手术相关的解剖学

大多数肘关节创伤是闭合性后脱位，但也有一小部分是前脱位或开放性骨折[14]。在一些类型的创伤中，骨折块可直接造成穿透性血管损伤，而脱位关节的过度牵拉骨折则会造成钝性血管损伤。

最常见的血管横断可能由动脉上方僵硬的肱二头肌腱膜快速后移所致[15]。但即使未发生脱位，单纯的肘关节过度伸展也可造成创伤性肱动脉破裂[16]。

在后脱位的情况下，位于肱二头肌内侧边缘的肱动脉与正中神经一起移位到腹侧。腱膜则向相反方向移动，但仍然固定在骨上，因此会对肱动脉造成连续的损伤[17]。

大量的侧支（图 10.4），即桡侧返动脉、尺侧前返动脉、尺侧后返动脉、尺侧下副动脉、尺侧上副动脉，可以代偿断裂的肱动脉。

治疗方式

非手术治疗

在 1950—1953 年朝鲜战争之前，肱动脉损伤的常用治疗方法是结扎损伤血管，进而通过侧支循环维持供血[18]。问题是，如果侧支循环供血不足或同时断裂，前臂的灌注不良会导致坏疽甚至截肢[19]。

如今，每一处肱动脉损伤都应该由血管

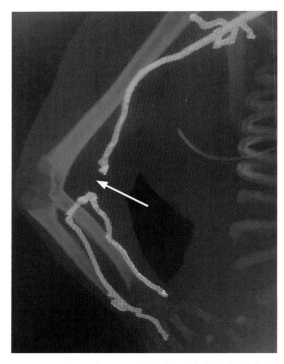

图 10.3　左上肢 CT 血管造影。箭头示断裂的肱动脉

外科医生进行检查，在必要时需要行开放手术治疗。在个别病例中，介入治疗是可行的，但需要将一根导丝安全地穿过受伤的血管以恢复远端灌注[20]。肱动脉介入治疗的长期通畅性尚不清楚[21]，文献中仅有一些病例报道[20,22]。如果倾向于介入治疗，应该同时准备开放手术，以便在必要时能够转换手术方式，治疗相关损伤[20]。

若出现以下情况可以考虑非手术治疗：硬征象阴性的血管损伤，且外周脉搏可触及，多普勒信号（三相）良好[6,14]。

在决定进行非手术治疗后，建议多次重新评估灌注。对受伤肢体进行长期的脉搏及血氧饱和度监测有助于评估后期灌注情况的恶化程度，尤其是在 2 级钝性血管损伤（根据 Vollmar 分类）的患者中，因为这种情况在最初的体格检查中经常被遗漏。

手术治疗

肘关节开放性骨折是开放手术的绝对适应证。因此，应该对血管进行仔细检查。在

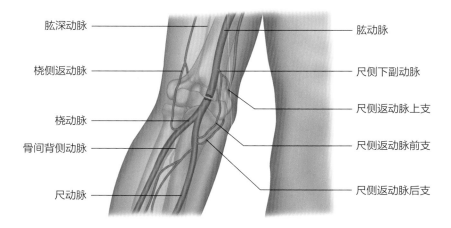

图 10.4　肘关节周围动脉侧支循环（Marcheix 等）[15]

闭合性创伤合并可疑血管损伤的情况下，血管外科医生有必要进行开放手术。理想情况下，术者应该佩戴放大镜或使用手术显微镜。除常用的器械外，还应配备药剂和特殊的血管器械（肝素、血管造影剂、牵引器、血管剪刀、血管钳、细针夹、血管环和带旋塞的 Fogarty 球）[23]。患肢的皮肤消毒范围应包括整个手臂，因为肱动脉的近端和远端可能存在潜在的损伤，术中注意检查手部血管灌注和外周脉搏[4,24]。

暴露肘关节近端和远端的肱动脉时，应该使用"Lazy S"型皮肤切口[25]。在探查损伤区域时要充分暴露近端和远端，因为需要控制侧支的流入、回流以及控制出血[25-26]。暴露血管后，应使用特殊的血管夹（DeBakey、Dardik、Bulldog、Yasargil）、导管或血管环进行夹闭。然后进一步探查，清除血肿，以便更好地辨认解剖结构。根据损伤程度的不同，这个过程可能有难度（图10.5）。

针对血管修复的方法，Feliciano 等在2013 年提出了一种算法（图 10.6）。

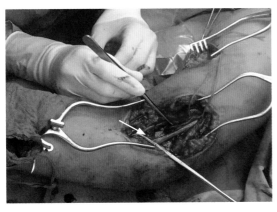

图 10.5　术中探查撕裂的肱动脉。肱动脉近端用红色血管环标记，远端用箭头标记，保留正中神经

小裂伤可以用 5/0 或 6/0 聚丙烯缝线行侧方（横向）血管修补术来修复[24]。因为可以预见这种修复会造成血管狭窄，所以要先做一个静脉补片。如果动脉完全破裂，动脉末端破坏不严重，直接端对端吻合或许是可行的。如果上述操作导致吻合处张力大，或动脉断端相距过远，则有必要，可进行自体反向静脉移植（图 10.7）。可以从同一手臂（如贵要静脉或头静脉）或未受伤的下肢（大隐静脉或小隐静脉）获得身体静脉。

如果不能获得自体静脉，可以使用聚四氟乙烯（PTFE）移植物。与静脉移植相比，聚四氟乙烯移植物移植的长期通畅时间要短得多[27]。

若软组织缺损严重，应移植肌瓣来覆盖神经血管束。如果不可行，应尽早考虑血管旁路移植术。

长时间肢体缺血和连续血运重建后的一个主要并发症是骨筋膜室综合征。因此，可能需要根据肿胀或缺血的严重程度，预防性行前臂筋膜切开术。

最后，应该做一次完整的血管造影检查，以确认重建的结果是良好的，并确定是否存在早期技术问题或动脉中的静息血栓[23-24,29-30]（图 10.8）。

术后护理

术后要经常检查重建血管的肢体的血流灌注情况，以便及早发现血流循环的进一步恶化。检查应包括外周脉搏和前臂的活动范围。如果患者需要重症监护或中度护理，则应使用血氧饱和度来评估肢体灌注情况。充

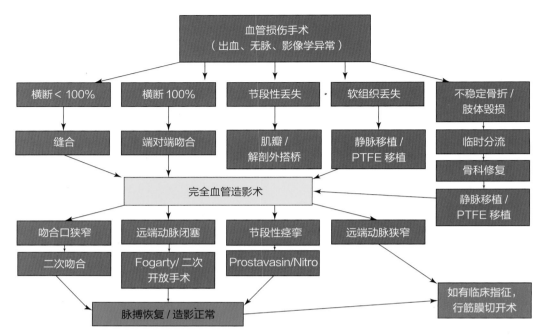

图 10.6　外周血管损伤的治疗算法（Feliciano 等，2013 年，由 H.Wendorff 于 2017 年修改）

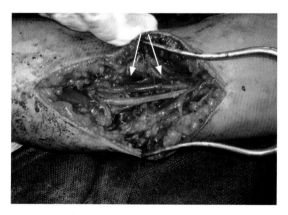

图 10.7　肘正中静脉间置术（近端和远端吻合口用箭头标记）

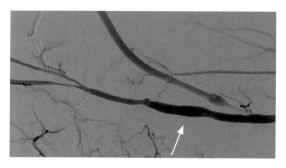

图 10.8　静脉间置术（箭头）后的完全血管造影

分的输液治疗与服用抗血小板药物（服用阿司匹林或氯吡格雷至少 3 个月）同样重要。每天都要进行伤口评估。

血管重建术后 4~6 周，应由血管外科医生进行检查，包括双功能超声检查，以评估血管重建情况。

如果前臂灌注有任何问题，应立即咨询血管外科医生。

结局和并发症

根据仅有的少量已发表的病例报道，肘关节创伤后接受血管修复的患者总体结果令人满意[3]。Ayel 等对 9 例病例的分析显示，只有 1 例患者发生了血管移植继发性血栓形成，需要二次手术。其他患者（89%）在至少 2 年的随访中没有与血管重建相关的并发症[17]。

如上所述，除了血管移植引起的血栓之外，最常见的并发症是骨筋膜室综合征[31-34]。骨筋膜室综合征的体征是剧烈疼痛（特别是压痛以及手腕和手指的被动牵涉痛）[35-36]和神经功能障碍（感觉异常）[37]。在创伤患者中，由于反复的损伤和（或）精神状态改变，这些症状经常缺失或被掩盖[24]。关键的症状是与相关创伤不相符的疼痛，以及受影响的筋膜室的肌肉被动牵拉性疼痛。由于预防性筋膜切开术的普遍应用，肢体血管损伤后临床相关骨筋膜室综合征的实际发生率尚不清楚[24-25]。

动脉血运重建后可以预防性行筋膜切开术，特别是在合并脱位或骨折的患者中，可以预防骨筋膜室综合征。因此，它的益处明显大于其缺点（伤口愈合缓慢、额外的手术操作）[38]。前臂筋膜切开术尤其应该在晚期血运重建以及完全或严重缺血的情况下进行[17]。皮肤切口应该在前臂腹侧，从肘关节到腕关节成直线[36]。筋膜切口应切开到前臂的掌侧和背侧，并且应分离腕管，以避免手部的骨筋膜室综合征[36-37]。在筋膜切开和筋膜室压力减小之后，应该在切口覆盖人工皮瓣（Epicard®，OrthoMed MedizinTechnik GmbH），并在消肿几天后闭合切口[36]。

（译者：张建宇）

参考文献

1. Lutter C, Pfefferkorn R, Schoeffl V. Arterial damages in acute elbow dislocations: which diagnostic tests are required? BMJ Case Rep. 2016;2016:1–3.

2. Sparks SR, DeLaRosa J, Bergan JJ, Hoyt DB, Owens EL. Arterial injury in uncomplicated upper extremity dislocations. Ann Vasc Surg. 2000;14(2):110–3.

3. Endean ED, Veldenz HC, Schwarcz TH, Hyde GL. Recognition of arterial injury in elbow dislocation. J Vasc Surg. 1992;16(3):402–6.

4. Feliciano D. Evaluation and treatment of vascular injuries. In: Skeletal trauma basic science, management, and reconstruction. 4th ed. Philadelphia: Elsevier Saunders; 2009. p. 323–40.

5. Siebenlist S, Reeps C, Kraus T, Martetschlager F, Schmitt A, Stockle U, et al. Brachial artery transection caused by closed elbow dislocation in a mature in-line skater: a case report with review of the literature. Knee Surg Sports Traumatol Arthrosc Off J ESSKA. 2010;18(12):1667–70.

6. Feliciano DV, Moore FA, Moore EE, West MA, Davis JW, Cocanour CS, et al. Evaluation and management of peripheral vascular injury. Part 1. Western Trauma Association/critical decisions in trauma. J Trauma. 2011;70(6):1551–6.

7. Lynch K, Johansen K. Can Doppler pressure measurement replace "exclusion" arteriography in the diagnosis of occult extremity arterial trauma? Ann Surg. 1991;214(6):737–41.

8. Knudson MM, Lewis FR, Atkinson K, Neuhaus A. The role of duplex ultrasound arterial imaging in patients with penetrating extremity trauma. Arch Surg (Chicago, Ill: 1960). 1993;128(9):1033–7; discussion 1037–8.

9. Bynoe RP, Miles WS, Bell RM, Greenwold DR, Sessions G, Haynes JL, et al. Noninvasive diagnosis of vascular trauma by duplex ultrasonography. J Vasc Surg. 1991;14(3):346–52.

10. Fry WR, Smith RS, Sayers DV, Henderson VJ, Morabito DJ, Tsoi EK, et al. The success of duplex ultrasonographic scanning in diagnosis of extremity vascular proximity trauma. Arch Surg (Chicago, Ill: 1960). 1993;128(12):1368–72.

11. Gagne PJ, Cone JB, McFarland D, Troillett R, Bitzer LG, Vitti MJ, et al. Proximity penetrating extremity trauma: the role of duplex ultrasound in the detection of occult venous injuries. J Trauma. 1995;39(6):1157–63.

12. Valentini MB, Farsetti P, Martinelli O, Laurito A, Ippolito E. The value of ultrasonic diagnosis in the management of vascular complications of supracondylar fractures of the humerus in children. Bone Joint J. 2013;95(5):694–8.

13. Halvorson JJ, Anz A, Langfitt M, Deonanan JK, Scott A, Teasdall RD, et al. Vascular injury associated with extremity trauma: initial diagnosis and management. J Am Acad Orthop Surg. 2011;19(8):495–504.

14. Grimer RJ, Brooks S. Brachial artery damage accompanying closed posterior dislocation of the elbow. J Bone Joint Surg. 1985;67(3):378–81.

15. Marcheix B, Chaufour X, Ayel J, Hollington L, Mansat P, Barret A, et al. Transection of the brachial artery after closed posterior elbow dislocation. J Vasc Surg. 2005;42(6):1230–2.

16. Jeyaretna DS, Butler M, David HG, Walker AJ. A case of elbow hyperextension leading to complete brachial artery rupture. World J Emerg Surg. 2007;2:6.

17. Ayel JE, Bonnevialle N, Lafosse JM, Pidhorz L, Al

Homsy M, Mansat P, et al. Acute elbow dislocation with arterial rupture. Analysis of nine cases. Orthop Traumatol Surg Res. 2009;95(5):343–51.

18. Debakey ME, Simeone FA. Battle injuries of the arteries in world war II : an analysis of 2,471 cases. Ann Surg. 1946;123(4):534–79.

19. Ebong W. Gangrene complicating closed posterior dislocation of the elbow. Int Surg. 1978;63(1):44–5.

20. Smeets R, Ryckx A, Krasznai A, Sikkink C, Bouwman L. Endovascular treatment of blunt traumatic injury to the brachial Arterv: case report and review of the literature. Clin Med Rev Case Rep. 2017;4(8):179.

21. Johnson CA. Endovascular management of peripheral vascular trauma. Semin Interv Radiol. 2010;27(1):38–43.

22. Pin R. Endovascular repair of a transected proximal brachial artery. Endovasc Today. 2012;11(4):34–7.

23. Feliciano DV, Moore EE, West MA, Moore FA, Davis JW, Cocanour CS, et al. Western trauma association critical decisions in trauma: evaluation and management of peripheral vascular injury, part II. J Trauma Acute Care Surg. 2013;75(3):391–7.

24. Mavrogenis AF, Panagopoulos GN, Kokkalis ZT, Koulouvaris P, Megaloikonomos PD, Igoumenou V, et al. Vascular injury in orthopedic trauma. Orthopedics. 2016;39(4):249–59.

25. Kauvar DSK, Kraiss LW. Vascular trauma: extremity. In: Rutherford's vascular surgery. Philadelphia: Elsevier; 2014. p. 2485–500.

26. Feliciano DV. Management of peripheral arterial injury. Curr Opin Crit Care. 2010;16(6):602–8.

27. Feliciano DV, Mattox KL, Graham JM, Bitondo CG. Five-year experience with PTFE grafts in vascular wounds. J Trauma Acute Care Surg. 1985;25(1):71.

28. Feliciano DV. Heroic procedures in vascular injury management: the role of extra-anatomic bypasses. Surg Clin. 2002;82(1):115–24.

29. Kurtoglu M, Yanar H, Taviloglu K, Sivrikoz E, Plevin R, Aksoy M. Serious lower extremity venous injury management with ligation: prospective overview of 63 patients. Am Surg. 2007;73(10):1039–43.

30. Parry NG, Feliciano DV, Burke RM, Cava RA, Nicholas JM, Dente CJ, et al. Management and short-term patency of lower extremity venous injuries with various repairs. Am J Surg. 2003;186(6):631–5.

31. Branco BC, Inaba K, Barmparas G, Schnüriger B, Lustenberger T, Talving P, et al. Incidence and predictors for the need for fasciotomy after extremity trauma: a 10-year review in a mature level I trauma Centre. Injury. 2011;42(10):1157–63.

32. Sheridan GW, Matsen FA 3rd. Fasciotomy in the treatment of the acute compartment syndrome. J Bone Joint Surg Am. 1976;58(1):112–5.

33. Ellis H. Disabilities after tibial shaft fractures; with special reference to Volkmann's ischaemic contracture. J Bone Joint Surg Br. 1958;40-b(2):190–7.

34. Muehlbacher J, Klinger M. Das Kompartmentsyndrom des Unterschenkels - Diagnostik und Therapie. Zeitschrift fuer Gefaessmedizin. 2013;10(2):7–14.

35. Kistler JM, Ilyas AM, Thoder JJ. Forearm compartment syndrome: evaluation and management. Hand Clin. 2018;34(1):53–60.

36. Berdel P, Gravius S, Goldmann G, Pennekamp P, Oldenburg J, Seuser A, et al. Das muskuläre Kompartmentsyndrom am Unterarm bei Hemmkörperhämophilie. Hamostaseologie. 2008;28(4):45–9.

37. Sayar U, Özer T, Mataracı İ. Forearm compartment syndrome caused by reperfusion injury. Case Rep Vasc Med. 2014;2014:931410.

38. Farber A, Tan T-W, Hamburg NM, Kalish JA, Joglar F, Onigman T, et al. Early fasciotomy in patients with extremity vascular injury is associated with decreased risk of adverse limb outcomes: a review of the National Trauma Data Bank. Injury. 2012;43(9):1486–91.

第 11 章　成人肘关节周围神经损伤

流行病学

神经损伤是一种不常见的肘关节骨折与肘关节脱位的并发症。肘关节创伤发生后，其周围神经功能障碍的评估和治疗仍是一个兼具挑战性与争议性的课题。桡神经、正中神经和尺神经与它们的主要分支所处的解剖学位置使其在特定部位易受到损伤（见图 11.1）。上述神经的解剖学位置特点使特定的神经损伤与特定的骨折类型相关联，例如，桡神经麻痹与肱骨干骨折、骨间后神经损伤与孟氏骨折脱位以及骨间前神经损伤与肘关节脱位[1]。

肘关节创伤后，当患者发生神经麻痹时，尽管神经麻痹在大多数的低能量损伤中都可以完全恢复，但医生并不总是能够了解患者神经损伤的严重程度。虽然对特定神经损伤进行干预的时间窗尚存在争议，治疗存在长时间持续神经功能障碍的患者时，仍有必要进行手术探查，或是神经松解术、神经移位术、神经修复术以及合并肌腱移植术的神经重建术。在闭合性肱骨干骨折与肱骨髁上骨折早期探查的必要性或肘关节创伤后行尺神经移位术的重要性上，学界仍存在很大争议。

高达 50% 的肱骨远端骨折患者可能合并尺神经病变[2-4]。这样高的发生率是由多因素造成的，并且取决于神经与损伤区域的位置远近、术中对神经的处理以及术后内植物周围和手术切口周围的瘢痕形成情况[5]。

分型

周围神经损伤通常根据 Sunderland 分型进行分型。最轻微的损伤为神经失用（Sunderland 1 型），主要为神经功能障碍但无神经鞘剥脱，神经传导速度在伤后可维持正常，也可出现减慢 1~3 周的情况[6-8]。随后的 EMG 检查可显示肌单位与肌纤维的募集[7]。

Sunderland 2 型也称轴索断裂，为神经内部纤维损伤的结果，可导致完全性的沃勒变性[7-8]。上述改变可能继发于牵拉伤[9]。在这种情况中，神经内膜仍然保持完整，并可引导再生纤维与断裂的远端纤维相连[8]。该分型的神经传导速度在伤后最多可维持正

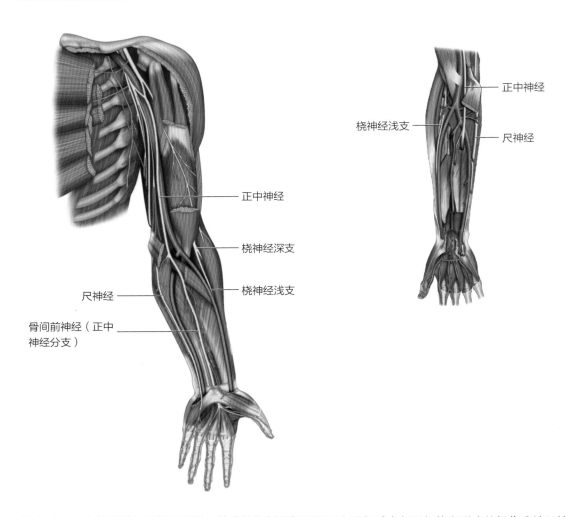

图 11.1 上肢外周神经解剖示意图。精确的解剖学知识是医生进行手术与理解特定形式的损伤或神经缺损的关键

常 7 天，去神经化于第 2~5 周发生，神经再支配于第 6~8 周发生[8-7]。以上两种分型的神经损伤在自然恢复上有着良好甚至是出色的预后[6,8,10]。Sunderland 3~5 型所对应的损伤被分类为神经断裂，主要为神经的完全离断且亟须手术干预以恢复功能[8,10]。在大多数病例中，肘关节神经损伤为 Sunderland 1 型或 2 型，常由骨折块瞬时牵拉 / 压迫、组织水肿或组织血肿所致[8,10]。

骨折通常可导致神经失用，而轴索断裂与神经断裂则更可能是骨折块脱位所致[7]。钝性创伤通常导致轴索断裂或神经失用（表11.1）[11]。

表 11.1 描述了根据 Sunderland 和 Seddon 分型的神经损伤分型，两种分型有所重叠。Seddon 将神经损伤分为 3 型：神经失用、轴索断裂与神经断裂。Sunderland 扩展了 Seddon 轴索断裂的分型，进而将神经损

伤分为 5 型。了解神经损伤的不同分型的基本知识，对于理解为何一些患者需要观察而另一些患者需要手术干预，是十分必要的。

表 11.1　Sunderland 和 Seddon 分类 [12-13]

1 型	传导阻滞（神经失用）
2 型	轴突损伤（轴索断裂）
3 型	2 型 + 神经内膜损伤
4 型	3 型 + 神经束膜损伤
5 型	4 型 + 神经外膜损伤（神经断裂）

诊断、评估与治疗

为正确诊断及准确评估神经损伤，医师必须进行全面而仔细的体格检查和病史采集，这对正确治疗至关重要 [6,8,14]。影像学、神经传导和 EMG 检查可对正确诊断及准确评估有所帮助，但大多数研究者建议在受伤后至少等待 3 周再进行 EMG 检查 [14]。早期的 EMG 检查通常仅显示损伤节段的传导阻滞，但无法区分神经失用和轴突的丢失。因此，在受伤后至少等待 3 周再进行 EMG 检查，可确定损伤位置和损伤程度，提高诊断的准确性 [8,11]。

然而，有些研究者也主张尽早使用 EMG 检查来区分神经失用性损伤和更为严重的病变，因为最快在受伤后 10 天，EMG 检查就可能见到纤颤电位（提示沃勒变性，意味着轴突丢失）[6]。对神经损伤的治疗有多种方法，包括观察、手术探查和神经松解术，或通过神经移植术、神经移位术或肌腱转位术以切除受损神经节段（图 11.2）[6,14-16]。无论选择哪种治疗方法，同时对患者进行支持治疗是非常重要的。骨折处

理、优化软组织愈合条件、预防感染和保持关节活动性是神经损伤治疗中各个阶段的关键步骤 [11]。此外，保护无感觉的皮肤免受进一步伤害也十分重要 [15]。

如果发生创伤性的外周神经撕裂，应立即进行端端吻合神经修复术 [6]。神经末端发生严重挫伤或因其他方式受损时，可考虑推迟 2~3 周进行修复，以便在随后的一期吻合或神经移植术中对组织进行分界 [6,17]。一般来说，首选在最小张力下行一期端端吻合神经修复术，但若存在较大的结构间隙，则可能需要进行神经移植术 [6]。神经移植术可以使用腓肠神经、臂前外侧皮神经或前臂内侧皮神经进行 [6]。

一旦发生距离支配肌肉较远的神经近端损伤、不可重建的神经节段性缺损或臂丛神经撕脱伤，则需进行神经移位术 [16]。术后，患者需要经历复杂的康复过程进行皮层的重新映射 [15]。

众所周知，成人的运动终板在损伤后 15~18 个月内变得难以再支配 [16]。修复后的神经再生通常以每天 1 mm 左右的速度进行，因此可以计算出神经修复后去神经化的肌肉可以成功再神经化的时间 [15]。不可逆的肌肉萎缩很可能在 18 个月后发生，所以在该时间内再生的神经必须抵达其支配的肌肉。因此，为进行成功的神经重建，从去神经化到神经修复的时间加上自损伤位点到其支配的肌肉的距离的总和应小于 18 [16]。

在神经功能的恢复过程中，一些体征可能有助于临床评估 [18]。必须对患者运动功能和肌力进行检查 [19]。出汗可能不伴有感觉恢复，但感觉修复很少在出汗前发生或与

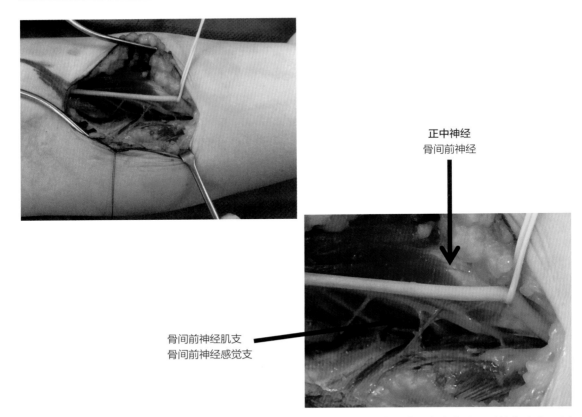

图 11.2　肘关节手术探查正中神经的临床视角。该患者患有骨间前神经神经麻痹数月，无恢复迹象。因此，笔者进行了手术探查。术中未发现任何神经损伤征象，故诊断为神经失用，行非手术治疗与观察

出汗同时发生。其他实用的体征为震动觉和两点辨别觉[18]。

骨折后神经损伤

多达 80% 的上肢神经损伤由骨折引起[7]。这些骨折后的神经损伤，在所有的年龄组几乎全部（86%~100%）表现为神经失用，意味着没有必要进行手术干预，因为这些神经损伤会在 2~6 个月内自然恢复[6-8]。因此，推荐的治疗方案为观察 6 个月，之后进行电生理检查，根据其结果决定是否进行手术治疗[8]。一些特定的神经麻痹被发现更常

见于特定的肘关节损伤[7-8]。

肱骨干骨折合并桡神经损伤 / 麻痹

肱骨骨折后桡神经麻痹是长骨骨折中最常见的神经病变，其中肱骨干骨折最常见[20-22]，约占所有骨科损伤的 3%[23-26]。桡神经位于肱骨中段至远端 1/3 的过渡位置，肱骨干骨折与桡神经损伤因其解剖学位置特点而存在关联[24,27-28]。

文献中提到肱骨干骨折相关的桡神经损伤的发生率为 11%~18%，主要原因为交通事故，年轻男性和老年女性是主要发病人

群 [23,26]。

桡神经麻痹的典型临床症状是无法伸腕、无法于掌指关节水平伸指以及拇指无法伸直外展。这种功能障碍导致典型的垂腕畸形，该畸形代表手功能严重受损；无法伸展和稳定腕关节会影响外在屈肌合拢手掌的功能，从而削弱和降低了握持力与协调性。

为了改善预后，研究者们一直在改进对桡神经麻痹的治疗策略，但其最佳治疗方法和时间节点仍存在争议。早期手术探查的绝对适应证包括骨折闭合治疗后对线不良或继发脱位、开放性骨折、骨折伴血管损伤以及多发伤中多肢受累。到目前为止，是否可以对可通过非手术方式治疗的闭合性骨折进行早期探查，文献尚无定论。

桡神经的早期探查似乎在某些方面是存在获益的。在技术操作上，早期探查相对于推迟的治疗更加简单与安全；对神经的直接探查可明确诊断和病变程度；早期稳定骨折可降低神经被瘢痕组织和骨痂卡绊的风险；复位开放性骨折有助于最大限度地降低移动的骨折端对神经造成进一步损伤的风险 [29-32]。

早期探查的反对者认为该神经损伤自然恢复率很高，建议采用期待原则，预防探查过程中可能出现的不必要的并发症 [10,33-34]。他们认为，伤后无法立刻明确神经鞘损伤的程度，需要经过一段时间，明确程度可使神经修复更加容易。此外，在骨折愈合后治疗神经损伤会更加容易。然而，这些研究为无对照的回顾性病例系列，多数只纳入了少量患者 [31]。Noaman 等建议，对肱骨开放性骨折合并桡神经损伤、肱骨远端 1/3 骨折（横

形或斜形）以及复位后桡神经损伤的患者行早期桡神经探查（伤后 2 周内）[35]。进行探查时，医生通常可发现肌间隔处的神经受压、骨折部位的神经卡压，甚至神经连续性中断 [31]。有些医生也描述了阴性的探查结果。

考虑到神经受到损伤或激惹，医生可给出不同的治疗选择。若存在肌间隔或骨折部位的神经卡压，应行神经松解术；若神经部分损伤或被切割为两段，需进行神经外膜吻合术。如果神经存在缺损不能进行一期或二期桡神经修复，需进行神经移植术。在严重且罕见的情况下，如桡神经从臂丛神经后束完全撕脱，可考虑进行一期肌腱转位以保留一定功能。

孟氏骨折与神经损伤

孟氏骨折根据 Bado 分型进行分类 [36]。该骨折为尺骨近端 1/3 骨折伴桡骨头前脱位。在孟氏骨折中，由于骨折脱位桡神经可受累。桡神经在发出浅支支配运动与皮肤感觉后，继续走行延续为桡神经深支，然后发出运动支支配桡侧腕短伸肌与旋后肌。桡神经深支于桡骨颈近端进入旋后肌。穿出旋后肌后，桡神经深支发出分支支配腕伸肌、拇长展肌、拇长伸肌与拇短伸肌。30% 的病例可在上述肌肉止点处见到纤维弓将神经紧密贴合于骨。神经压迫通常于此位置发生 [37]。

对于肘关节孟氏骨折后神经损伤发生率与自然恢复程度，不同的研究报道存在很大差异。绝大多数的大规模病例系列研究同时

纳入了儿童与成人病例，并且纳入了不同类型的孟氏骨折与当量损伤。

学者们记录并讨论了孟氏骨折相关创伤性尺、桡神经神经病变的几种机制。一些学者描述孟氏骨折后的神经损伤是直接创伤、神经压迫、神经于尺桡骨间卡压、桡骨头脱位所致的神经牵拉、尝试闭合复位时移位的神经与陈旧未复位的桡骨头造成的延迟性麻痹[38-39]。骨间前神经出现病变的患者表现为部分或完全的指长屈肌、止于示指的指屈肌和旋前方肌麻痹，但无感觉丧失[40]。也有少数病例的机制为尺神经高位病变和骨间后神经麻痹[41]。术者对 2 例进行了肘关节神经探查并发现尺侧腕屈肌两个头的限制区域近端存在质软的假性神经瘤。总体来讲，孟氏骨折后的神经病变会自然恢复，Givon等建议仅在无法复位脱位的情况下进行神经探查[41-42]。如果神经损伤没有自然恢复的迹象，一些学者建议在损伤后第 12 周时进行手术探查[41]。此外，如果存在桡骨头慢性脱位或半脱位，则需行切开复位与骨间后神经探查[8]。

肘关节脱位与神经损伤

尽管既往文献对肘关节脱位后神经损伤有很详尽的描述，但其实际发生率只能按 14% 估计。实际发生率仍难以确定是由于这些文献中含有大量病例报道和病例系列研究，且这些研究将儿童病例与成人病例、简单脱位病例与骨折和（或）脱位病例合并在一起[43-45]。最常见的神经损伤表现为尺神经失用，该失用症状在闭合复位后会自然恢

复[7-8]。通常，正中神经、桡神经和骨间后神经仅在少数情况受累[8,16,44]，且这些神经损伤通常会自然恢复。有文献报道了几例在闭合性肘关节脱位与尺神经病变（如持续性感觉迟钝）后出现不良结局的患者，1546名患者中有 2 例患者需行神经移位术[42,44]。

结论

神经损伤是肘关节骨折与脱位的一种不常见的并发症。桡神经、正中神经、尺神经与它们的主要分支的解剖学位置决定了在某些位置，这些神经容易受到损伤。这也是特定神经损伤与特定骨折形式（例如，桡神经麻痹与肱骨干骨折、骨间后神经损伤与孟氏骨折、骨间前神经与肘关节脱位）存在关联的原因。根据 Sunderland 分型对神经损伤进行分型。总体来说，肘关节创伤或闭合肘关节脱位后的神经损伤为神经失用与轴索断裂（Sunderland 1 型或 2 型），且对损伤自然恢复来说有良好甚至是出色的预后。因此，对于大多数病例，神经损伤的表现为神经挫伤，仅通过观察和支持治疗即可妥善处理。早期神经探查的绝对适应证包括骨折闭合治疗后对线不良或继发脱位、开放性骨折、骨折伴血管损伤以及多发伤中多肢受累。在肘关节进行手术时应谨慎，术前必须对该区域的相关神经解剖结构有透彻的了解和认识。

肘关节创伤应用非手术治疗 3 个月后，若神经病变持续存在，则需进行手术探查。无论特定神经麻痹的最终治疗方案为何，由于神经修复需要时间，这些患者在此期间均

需接受密切监测、物理治疗与适当的支持治疗。

（译者：张曦公）

参考文献

1. Adams JE, Steinmann SP. Nerve injuries about the elbow. The Journal of hand surgery. 2006;31(2):303–13.

2. McKee MD, Jupiter JB, Bosse G, Goodman L. Outcome of ulnar neurolysis during post-traumatic reconstruction of the elbow. J Bone Joint Surg. 1998;80(1):100–5.

3. Kundel K, Braun W, Wieberneit J, Ruter A. Intraarticular distal humerus fractures. Factors affecting functional outcome Clinical orthopaedics and related research. 1996;332:200–8.

4. Holdsworth BJ, Mossad MM. Fractures of the adult distal humerus. Elbow function after internal fixation. J Bone Joint Surg. 1990;72(3):362–5.

5. Wang KC, Shih HN, Hsu KY, Shih CH. Intercondylar fractures of the distal humerus: routine anterior subcutaneous transposition of the ulnar nerve in a posterior operative approach. J Trauma. 1994;36(6):770–3.

6. Grant GA, Goodkin R, Kliot M. Evaluation and surgical management of peripheral nerve problems. Neurosurgery. 1999;44(4):825–39; discussion 839–40.

7. Nelson AJ, Izzi JA, Green A, Weiss AP, Akelman E. Traumatic nerve injuries about the elbow. Orthop Clin North Am. 1999;30(1):91–4.

8. Ristic S, Strauch RJ, Rosenwasser MP. The assessment and treatment of nerve dysfunction after trauma around the elbow. Clin Orthop Relat Res. 2000;370:138–53.

9. Belin BM, Ball DJ, Langer JC, Bridge PM, Hagberg PK, Mackinnon SE. The effect of age on peripheral motor nerve function after crush injury in the rat. J Trauma. 1996;40(5):775–7.

10. Samardzic M, Grujicic D, Milinkovic ZB. Radial nerve lesions associated with fractures of the humeral shaft. Injury. 1990;21(4):220–2.

11. Thoder JJ, Kozin SH. Management principles to treat nerve loss after violent trauma to the upper extremity. Hand Clin. 1999;15(2):289–98, ix.

12. Sunderland S. A classification of peripheral nerve injuries producing loss of function. Brain. 1951;74(4):491–516.

13. Seddon H. Surgical disorders of the peripheral nerves. 2nd ed. New York: Churchill Livingstone; 1975.

14. Hirachi K, Kato H, Minami A, Kasashima T, Kaneda K. Clinical features and management of traumatic posterior interosseous nerve palsy. J Hand Surg Br. 1998;23(3):413–7.

15. Chiu DT, Ishii C. Management of peripheral nerve injuries. Orthop Clin North Am. 1986;17(3):365–73.

16. Nath RK, Mackinnon SE. Nerve transfers in the upper extremity. Hand Clin. 2000;16(1):131–9, ix.

17. Ring D, Chin K, Jupiter JB. Radial nerve palsy associated with high-energy humeral shaft fractures. The Journal of hand surgery. 2004;29(1):144–7.

18. Lovett WL, McCalla MA. Nerve injuries: management and rehabilitation. Orthop Clin North Am. 1983;14(4):767–78.

19. Vanderhooft E. Functional outcomes of nerve grafts for the upper and lower extremities. Hand Clin. 2000;16(1):93–104, ix.

20. Thomsen NO, Dahlin LB. Injury to the radial nerve caused by fracture of the humeral shaft: timing and neurobiological aspects related to treatment and diagnosis. Scand J Plast Reconstr Surg Hand Surg. 2007;41(4):153–7.

21. Lowe JB 3rd, Sen SK, Mackinnon SE. Current approach to radial nerve paralysis. Plast Reconstr Surg. 2002;110(4):1099–113.

22. Ciaramitaro P, Mondelli M, Logullo F, Grimaldi S, Battiston B, Sard A, et al. Traumatic peripheral nerve injuries: epidemiological findings, neuropathic pain and quality of life in 158 patients. J Peripher Nerv Syst. 2010;15(2):120–7.

23. Steffner RJ, Lee MA. Emerging concepts in upper extremity trauma: humeral shaft fractures. Orthop Clin North Am. 2013;44(1):21–33.

24. Spiguel AR, Steffner RJ. Humeral shaft fractures. Curr Rev Musculoskelet Med. 2012;5(3):177–83.

25. Mahabier KC, Vogels LM, Punt BJ, Roukema GR, Patka P, Van Lieshout EM. Humeral shaft fractures: retrospective results of non-operative and operative treatment of 186 patients. Injury. 2013;44(4):427–30.

26. Walker M, Palumbo B, Badman B, Brooks J, Van Gelderen J, Mighell M. Humeral shaft fractures: a review. J Shoulder Elbow Surg. 2011;20(5):833–44.

27. Chaudhry T, Noor S, Maher B, Bridger J. The surgical anatomy of the radial nerve and the triceps aponeurosis. Clin Anat. 2010;23(2):222–6.

28. Carlan D, Pratt J, Patterson JM, Weiland AJ, Boyer MI, Gelberman RH. The radial nerve in the brachium: an anatomic study in human cadavers. J Hand Surg. 2007;32(8):1177–82.

29. Packer JW, Foster RR, Garcia A, Grantham SA. The humeral fracture with radial nerve palsy: is exploration warranted? Clin Orthop Relat Res. 1972;88:34–8.

30. Holstein A, Lewis GM. Fractures of the Humerus with Radial-Nerve Paralysis. J Bone Joint Surg Am. 1963;45:1382–8.

31. Foster RJ, Swiontkowski MF, Bach AW, Sack JT. Radial nerve palsy caused by open humeral shaft fractures. The Journal of hand surgery. 1993;18(1):121–4.

32. Dabezies EJ, Banta CJ 2nd, Murphy CP, D'Ambrosia RD. Plate fixation of the humeral shaft for acute fractures, with and without radial nerve injuries. J Orthop Trauma. 1992;6(1):10–3.

33. Larsen LB, Barfred T. Radial nerve palsy after simple fracture of the humerus. Scand J Plast Reconstr Surg Hand Surg. 2000;34(4):363–6.

34. Amillo S, Barrios RH, Martinez-Peric R, Losada JI. Surgical treatment of the radial nerve lesions associated

with fractures of the humerus. J Orthop Trauma. 1993;7(3):211–5.

35. Noaman H, Khalifa AR, El-Deen MA, Shiha A. Early surgical exploration of radial nerve injury associated with fracture shaft humerus. Microsurgery. 2008;28(8):635–42.

36. Bado JL. The Monteggia lesion. Clin Orthop Relat Res. 1967;50:71–86.

37. Jessing P. Monteggia lesions and their complicating nerve damage. Acta Orthop Scand. 1975;46(4):601–9.

38. Spar I. A neurologic complication following Monteggia fracture. Clin Orthop Relat Res. 1977;122:207–9.

39. Lichter RL, Jacobsen T. Tardy palsy of the posterior interosseous nerve with a Monteggia fracture. J Bone Joint Surg Am. 1975;57(1):124–5.

40. Engber WD, Keene JS. Anterior interosseous nerve palsy associated with a Monteggia fracture. A case report Clinical orthopaedics and related research. 1983;174:133–7.

41. Stein F, Grabias SL, Deffer PA. Nerve injuries complicating Monteggia lesions. J Bone Joint Surg Am. 1971;53(7):1432–6.

42. Galbraith KA, McCullough CJ. Acute nerve injury as a complication of closed fractures or dislocations of the elbow. Injury. 1979;11(2):159–64.

43. Cohen MS, Hastings H 2nd. Acute elbow dislocation: evaluation and management. J Am Acad Orthop Surg. 1998;6(1):15–23.

44. Mehlhoff TL, Noble PC, Bennett JB, Tullos HS. Simple dislocation of the elbow in the adult. Results after closed treatment. J Bone Joint Surg Am. 1988;70(2):244–9.

45. Webb S, Lourie J. Median nerve entrapment in an unreduced fracture-dislocation of the elbow: case report. P N G Med J. 1986;29(2):185–7.